The Heartfulness Way

Heart-Based Meditations for Spiritual Transformation

滿心冥想

印度的百年神性意識傳授，
一場切實可行的靈性實驗

葛木雷什．D．巴特爾　約書亞．波洛克 ——著
KAMLESH D. PATEL　JOSHUA POLLOCK

張琨——譯

目錄

第二部　修習滿心

各界推薦

在這本簡單而優雅的書中，達濟揭示了滿心冥想的古老祕密，使人們的生活得到良好的整合。對於任何有興趣將冥想納入自己生活的人來說，這是一本必讀之書。

——桑賈伊．古普塔（Sanjay Gupta）／曾榮獲艾美獎，暢銷書《星期一早晨》（*Monday Mornings*）作者，醫學博士，神經外科醫師，CNN首席醫療記者

《滿心冥想》為我們每個人提供了一條非常清晰且實用的道路，這條道路通往神性。

——羅伯特．舒華茲（Robert Schwartz）／《靈魂的出生前計畫》（*Your Soul's Gift*）作者

在我為政府機構及《財星》五百強公司提供管理諮詢服務的幾十年中，我意識

到：任何組織的外部成功，都取決於其內部的健康及整合程度；同樣地，任何個人的外部成功，都取決於他的健康及生活各方面的整合狀況。當你過於糾結在自己的問題時，就不可能取得任何偉大的成就！但是，該如何到達個人整合和健康的關鍵平衡點呢？我發現「滿心冥想」是一項重要的工具。透過滿心冥想，我們的「心」獲得了主控權，所有的能力都將與心保持一致。當我們所有的能量都與目的一致，並集中在一個管道中運作時，我們就能夠專注、有力量，變得更有效率。再者，由於我們受到心靈的指引，我們所做的一切都將表現出深刻而自然的道德感。《滿心冥想》巧妙地展示了如何實現個人整合，對於任何認真看待自我發展的人來說，都是不可或缺的。

——伊查克．愛迪思（Ichak Adizes）博士，Adizes Institute 創辦人與執行長

《滿心冥想》是對眾多冥想文獻的寶貴補充。它所傳遞的資訊是樂觀的，指出了我們每個人心中與生俱來的善，並告訴我們如何成長為最真實、最優秀的自己。作為一名正念修行者，我一直覺得正念的根源是「心」，所以我很高興可以看到這個概念的確立，我期待有一天每個人都能朝著「從心生活」的方向努力。

——提姆．瑞安（Tim Ryan）／前任美國俄亥俄州參議院議員，

《正念之邦》（*A Mindful Nation*，暫譯）作者

在我的音樂生涯中，「滿心」常年以來一直是我的靈感來源。這本書美妙地描述了如何從內在培養這種靈感，並與他人分享。

——夏襄克．蘇布拉馬尼亞姆（Maestro Shashank Subramanyam）／葛萊美獎提名印度竹笛演奏家

推薦序
適用於日常生活的靈性實踐方法

我的父母在印度出生、在印度長大，也是在印度學醫時相識相戀。那時，他們夢想著自己和未來的家庭能夠過上不同的生活。於是在醫學院畢業後，勇敢地移民到美國。幾年後，我出生了，屬於在美國長大的第一代印度裔印度教徒。

我父母剛搬來美國時，還是年輕的住院醫師，但在短短幾年內，他們從僅能勉強養活自己的新移民，變成了新晉主治醫師。他們對工作兢兢業業，對家庭也無私奉獻，拚命工作不僅能養活自己，還能養活孩子、兄弟姊妹和父母。

我父母最終在職業生涯上獲得了成功，而我，則是他們美國夢的直接受益者，在成長過程中享受著許多特權和資源，這一切都源於他們的勤奮工作。

但是，儘管我父母取得了所有傳統意義上的成功——薪酬、社會地位和安全感——他們仍意識到，謀生並不總是等同於生活。事實上，生活還需要人們去關注其中的藝術：有愛、和諧的關係、情商以及人生的意義和目標。在許多方面，我父母的人生旅程反映了馬斯洛著名的需求層次理論：只有在滿足了溫飽、安全和社群連結的需求之後，人才得以獲得自我實現。

我的母親在靈性追尋的過程中，遇到了「滿心」，並開始認真修習。不久後，她成為滿心培訓員，並在團體中擔任冥想推動者。每週日上午，她都會在家裡接待人們進行冥想交流。三十多年後的今天，我們家十多位成員都規律地在修習滿心。我祖母和表嫂也加入了我母親的行列，成為了培訓員。

儘管那時我還小，但我記得，隨著母親在家裡帶領滿心小組規律修習，我們家的能量和振頻發生了重大變化。我們的房子變成了一個名副其實的家，家庭生活中司空見慣的緊張和焦慮，似乎突然間平息了。因此，我不僅在父母的職業和經濟成功下受益良多，也是母親價值觀和靈性追求的直接受益者。我想，在這種環境中耳濡目染長大，對於我所做的一切學術和靈性工作，都有直接的影響（我目前在南加州大學宗教生活系擔任系主任）。

「滿心」是基於一門古老的印度靈性實踐——皇道瑜伽（raja yoga）。

皇道瑜伽的中心思想認為，作為有覺知力的生命，我們的本性是神聖的，而通往自我實現的道路是向內的、內化的、內省的。滿心提供的冥想方法，有助於培養並滋養我們每個人心中都燃燒著的神性之光，從而淨化我們積累的所有負面、痛苦的情緒和體驗。如此一來，滿心得以將印度永恆的靈性真理，轉化為合乎現代生活的靈性實踐。

在印度的靈性傳統中，大師或靈性老師，是靈性旅程的嚮導和導師，就像教授、教練或講師在學術、體育和藝術等各領域中扮演的角色一樣。滿心的現任靈性嚮導，是葛木雷什・D・巴特爾（Kamlesh D. Patel），世人尊稱為「達濟」（Daaji）。但與古印度大師們不同的是：達濟並非禁欲者、出家人、遁世者、托缽僧，或行腳僧。相反地，他居住在固定的住所，是位科學家、父親、祖父，也是丈夫。因此，他對滿心的闡述，不僅是一種理論架構，而是一種綜合、實用的靈性實踐方法，適用於日常生活。

《滿心冥想》美妙地集中體現了皇道瑜伽的生活傳統，以及達濟的願景。簡而言之，本書是對滿心優美而生動的介紹。這種意義深遠的冥想練習，已然積極改變了我的家庭。

我衷心希望，滿心也能為你，以及你的家庭，帶來同樣的改變……

——瓦倫・索尼（Varun Soni）博士

瓦倫・索尼博士為南加州大學宗教生活系主任、校園健康與危機處理部門副教務長、宗教學副教授、安納貝格（Annenberg）公共外交研究員。他擁有塔夫茨大學、哈佛大學、加州大學聖塔芭芭拉分校、開普敦大學的宗教學學位，以及加州大學洛杉磯分校的法學學位。

作者序一

超越意識，揭示真正的潛能

我們永遠不知道生活中有什麼在等待著自己，接下來又會發生什麼，而這正是生活神祕和美好的重要部分。

截至目前為止的六十年，我有幸收穫了許多祝福，其中之一發生在我的青少年時期。

一九七六年，當時我還在印度的艾哈邁達巴德（Ahmedabad）就讀藥學系。感謝我的一個大學同學，讓我遇到了滿心冥想，幾個月後，我見到了一位非凡的人物，並立即決定拜他為師。他是我的第一位大師，正是他指導我進行修習。他的名字是羅摩・昌德拉（Ram Chandra），被尊稱為巴布濟（Babuji）。

第一次滿心冥想對我的影響，可說是刻骨銘心，我當下立即明白自己已經找到了生活的支柱與方向。但與巴布濟會面的效果甚至遠超於此——那是一種本質上無比珍貴和微妙的感受，以至於無法用言語形容。雖然自那時起，我內心世界的宇宙和維度已然展開，但這也僅是過去四十年中我獲得啟蒙的諸多方面之一。更奇妙的是，滿心練習幫助我塑造了眾多品格——愛、接受、謙遜、服務、仁愛、共情，以及心存更高的存在目的。

一切都從冥想這個簡單的行動開始。

只須靜靜地坐著，閉上眼睛，將注意力向內轉移到我們心中那一切存在的本源，除此之外別無他求。如果我們能以孩子般的天真好奇來看待冥想，內在宇宙便會自然地在我們面前展開。在以心進行的冥想練習中，我們探索和體驗生命中最為純樸和潔淨的一面——我們的靈魂。它的一切都是如此自然。

本書中介紹的滿心練習方法，能夠滋養我們的靈魂，清除覆蓋其上的雜草和塵土，釋放出孩子般純真和好奇的火花。正是這種火花，賦予生命真正的意義。與此同時，我們仍須生活在這個日常世界中，面對城市的壓力、薪酬、貸款、事業及人際關係。但滿心練習可以幫助我們簡化自己對這一切的反應，以其為嚮導，讓我們的日常生活豐富而充實。

如果有一種切實可行的方法，可以超越痛苦並在希望和滿足的天空中翺翔，你願意嘗試嗎？滿心所提供的正是如此——不是消除問題或將痛苦煩惱拒之門外，而是由內而外地改變自己，以新的方式看待世界，不再因自身的局限性而受影響。

藉由《滿心冥想》這本書，我們願引領各位探索意識、擴展意識，甚至超越意識，去揭示真正的潛能。我希望大家喜歡這本書，並從我迄今為止在這一旅程中的所學獲益。

——葛木雷什．D．巴特爾

二〇一八年六月

作者序二

從腦的複雜，走向心的簡樸

二〇一五年八月的一天，我坐在印度清奈家中的辦公室，我太太拿著我的手機走進來，笑著說，「是葛木雷什從歐洲打來的電話。」顯然，在我妻子發現之前，我們兩歲的女兒已經接通了電話並與葛木雷什聊了一陣。當我接起電話後，他說：「我希望你能寫一本關於冥想的書。」我立即答應了，但也有些擔心，說到要寫一本以冥想為主題的書，我認為葛木雷什比我更適合，因為葛木雷什已修習冥想超過四十年，還是全世界尋求者的靈性嚮導。

幾週後我們見面了，我說，「也許您應該親自來寫這本書。」

他笑著回答：「我們一起寫吧。」

在接下來的兩年，我們在印度和美國各地進行了多次廣泛的討論。《滿心冥想》詳實地記載了這些交流。

早在二十多年前，書本的魔力開啟了我對冥想的興趣。在我還是青少年時，我就已經被靈性主題的書深深吸引。那時的我確信，只要在父母眾多的藏書中探尋足夠長的時間，我一定會發現一些晦澀深奧的文字，宇宙中所有偉大的祕密都將從中湧現。

首先，我拜讀了老子的《道德經》，據說這本書是在戰亂時期寫成的，其中的樸素和智慧令我著迷，點燃了我心中對於靈性渴望的火苗，促使我開始廣泛閱讀其他書籍。我翻閱了佛教、道教、蘇菲派、基督教和其他教派的文獻；我讀了亞里斯多德和奧古斯丁，也讀了愛默生和伊比鳩魯。漸漸地我意識到，透過閱讀，我只是了解了他人的體驗和想法，但我自己的呢？在我有自己的領悟之前，所有的知識對我都仍是抽象的。我或許對於許多靈性概念相當熟悉，但都只是紙上談兵。我接觸過許多術語——啟蒙、開悟、三昧、開明，但我需要自己去領悟這些概念究竟意味著什麼。要做到這一點，則需要一個切實可行的方法。

接著，我開始瘋狂嘗試各種練習。我參加冥想課程、嘗試瑜伽，還學習了武術。有一次，我遇到一位著名的禪宗大師。當他看著我時，我只能結結巴巴地說：「我還未見過真正的大師。」「但你一定會遇到的！」他回答道。

那時我每天都練習冥想，然而，我並不覺得冥想能令人滿足，對當時的我來說，可真是一種掙扎——既艱難又無趣。經過幾年的探索，我的熱情開始減退，最終放棄了尋求。我一無所獲，還帶點幻滅的感覺。

二〇〇二年八月，我在一家商店門外遇到了一個陌生人。在交談中我了解到，她在練習一種叫「自然之道」的冥想方法，也稱作「滿心」。她言之鑿鑿，好像練習滿心真的改變了她的生活。

儘管我對這種新型冥想方法倍感好奇，但我也有些懷疑。那時我已經對關於冥想的各種說法免疫了，畢竟我自己的冥想體驗和他們說的都截然不同，我想也許是我不適合冥想。此外，我也懷疑，真正的道路會那麼容易找到嗎？要找到一位有修為的導師，應該要徒步深入喜馬拉雅山或者到其他遙遠的地方吧？單憑街上的偶遇，有多大機率能找到真正的大師呢？但我內心的另一個聲音卻說著，「的確有可能……」

後來，在一個九月晴朗的早晨，我的母親來電。她哭得很傷心，因為我妹妹剛剛出了車禍，正陷入昏迷，在送往醫院的途中生死未卜。而我卻遠隔千里，什麼也做不了。在接近凌晨時，我妹妹去世了，年僅十六歲。

恰恰是這種時候，人會開始尋求意義、靈性和希望。我全都嘗試過，卻一無所獲。儘管如此，我還是安排了與一位名叫布萊恩·瓊斯的滿心培訓員見面。布萊恩是一名專業藝術家，我們約在他的工作室見面，那裡擺滿了畫作，成品和不同階段的半成品俯拾皆是。我們邊喝咖啡邊聊，他說所有滿心培訓員都是志願者，服務不收取任何費用，這一點令我佩服不已。布萊恩隨後邀請我到旁邊的房間冥想，或是就他的說法，陪我打個坐。他示意我坐到椅子上，並在我對面坐下。他開始講解如何以心進行冥想，並告訴我他的角色只是陪伴者，清楚這一點有助於深化我的冥想。接著他讓我閉上眼睛，說：「請開始。」

很難去解釋隨後發生了什麼。直到很久以後我才明白，我得以一嘗三昧之境——一種內在極其平靜的狀態，在這種狀態下超越了自己、超越了當下，更超越了一切。當他說「到此為止」結束冥想時，我感覺自己好像從永恆中被拽了出來。

我們靜靜地坐著，沉浸在冥想後的靜謐，享受著那悠然的美好。在那一刻，我知道自己擁有了某種獨特的經歷——一種我畢生渴求的體驗。我不知道該如何形容我確切經歷了什麼，但那是我記憶中第一次，全然地處於心的愉悅與平和之中。後來我才知道，這種體驗是由「瑜伽慧能」帶來的。

滿心是一種綜合的方法，包括了三項核心練習：晨間冥想、傍晚清心和臨睡深思，這三項練習都是由慧能傳遞所支持。慧能傳遞是滿心方法的精髓，也是滿心冥想之所以能夠帶來轉化的關鍵。

透過冥想，我們從腦的複雜走向心的簡樸，一切由心開始。心平靜的時候，頭腦就會休息；心滿足的時候，頭腦就會獲得領悟、清明和智慧。我們往往認為心和腦是兩個不同的實體，經常相互衝突，但在滿心冥想中，我們用心來調節腦，從而使兩者協調一致。當這兩個有機體在冥想中融合，我們便得以完整。

傍晚清心讓我們擺脫那些經常支配我們生活的各種思維和情緒，透過清除內在的沉重、不好的特質和過多的欲望淨化心靈。漸漸地，我們終於能夠顯現自己真實的本性。

在臨睡深思中，我們確認了自己與內在靈性本源的連結。藉由祈禱，我們得以進入一種深思的狀態，召喚我們與本源融合，因此期望和渴求油然而生，在深度冥想中顯現。

滿心冥想起源於二十世紀初的印度，創始人是一位名叫羅摩·昌德拉的瑜伽士，世人稱之為拉喇濟（Lalaji）。早在一開始，拉喇濟就確立了包容的原則，接受來自於任何宗教和社會背景的學生，這以他所處的時代及地區來說極為罕見。他本人深受各種傳統的影響，卻能夠進一步整合、創新這些代代相傳的思想，開闢出新的道路，適合日益現代化的人類社會。身為現代社會的尋求者，我們在各方面有著不同的責任，很少有人能夠全心投入自己的靈性尋求之中，而滿心，就是提倡一種平衡、綜合的生活，讓生命之雙翼——靈性和物質，得以在其中和諧共存。

拉喇濟的靈性接班人也叫羅摩．昌德拉，但常以巴布濟為後人所熟知。巴布濟完善了滿心練習，使滿心得以成為現今的形式，並指導著世界各地的尋求者。巴布濟的接班人是查理濟（Chariji）——第三位滿心嚮導。在查理濟於二〇一四年十二月二十日去世後，葛木雷什成為滿心冥想的第四任嚮導。

我十分幸運，在二〇〇八年因工作遷往印度後，與查理濟有過多次交流。當我第一次見到查理濟，我立刻想起了那位禪宗大師多年前的預言；然而，後來我才明白，「遇見大師」是發生於內在的事，而非外在。

在印度生活期間，我還認識了葛木雷什，他是我的鄰居，也是我一位朋友的父親。認識不久，我便開始對他產生極大的好感與敬意，他是我認識的人中最真誠、樸實的一位。有一次，他的兒子提起我們公寓的一名警衛，說他看起來總是不太開心，「也許他可以從冥想中受益」，他對父親說。葛木雷什卻回答道：「現在，這個人需要麵包多過上天。」

葛木雷什於一九五六年，出生在印度西北部的古吉拉特州。他在一九七六年開始修習滿心，當時還是一名藥學系的學生。畢業後，他移居美國，在紐約成為一名藥劑師，同時繼續他的冥想練習。二〇一一年，查理濟正式提名他為滿心的靈性接班人，於是他在查理濟去世後正式接任。

此後，葛木雷什全心投入靈性職責，包括指導滿心學院的活動，並為世界各地的尋求者持續提供支援。他婉拒了所有正式頭銜，但許多人稱他為達濟，在他家鄉的古吉拉特語中，達濟就是叔叔的意思。

《滿心冥想》是達濟和我一系列坦誠的對話，我們探討了滿心的原理及練習方法。我向達濟請教了許多問題，有些是我作為冥想初學者時遇到的；有些則是我成為滿心培訓員後經常被問到的問題；還有一些則是我們在討論過程中自然而然浮現的。

《滿心冥想》由三部分組成：

第一部分，探索靈性尋求的本質，揭開冥想和瑜伽慧能傳遞的神祕面紗。

第二部分，介紹滿心的核心練習：晨間冥想、傍晚清心和臨睡深思，融合了基礎知識和實踐指導。每一章結尾都有一個步驟指南，引導大家完成這些簡單的練習。

第三部分，探討嚮導在支持我們的內在旅程中，無形卻至關重要的作用。

《滿心冥想》是一份邀請，邀請大家來體驗這個簡單的練習，這個練習已然改變了我的生活，也改變了世界各地滿心修習者的生活。當然，一本書無法改變我們。書可以為我們提供智慧，但不能讓我們變得智慧；書可以為我們提供知識，但不能讓我們體驗到知識的真理。本書提供的是一種體驗式的方法，幫助了許多人**透過自己**發現真理。

我們可以前往不同的地方尋求靈性，但靈性的本源永遠無法於外在找到，那是一種永遠無法把握的存在，只能感受。當我們感覺時，是用心去感受，因為心是感覺的器官。練習滿心，是為了尋求超越形式的本質、尋求儀式背後的真理：**以自己的心爲中心，在那裡找到眞正的意義和滿足**。

達濟給尋求者的資訊簡單而直接：體驗大於知識。任何良師都明白這一點，這就是為什麼許多課程都設置了理論講座和實作單元。達濟經常說，我們在講座中學習原理，但在實驗室中進行實驗並獲得實踐經驗。我邀請大家將心作為自己的實驗室，將滿心練習作為自己的實驗。

在任何實驗中，都有一個實驗者、實驗對象以及實驗結果。在靈性實驗中，三者都是我們自己：你是實驗、是實驗者，也是實驗的結果。這個實驗永無終點，只有不斷發現的過程。

這就是滿心的喜悅和驚奇。

——約書亞．波洛克

二〇一八年六月

第一部

何故滿心

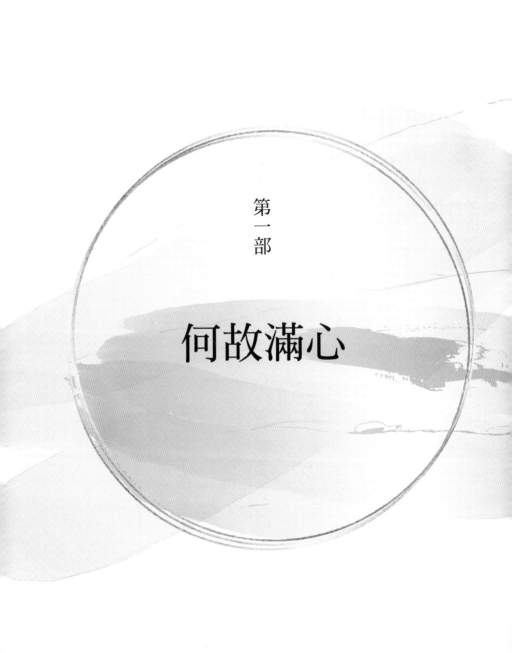

第一章　尋求者的旅程

我走進達濟在印度清奈的公寓時，他正悠閒地坐在一座室內秋千上。看見我走進來，他露出了溫暖的笑容。

「你好嗎，兄弟？」他一邊說著，一邊伸出手來和我握手。我在達濟對面坐下後，一位親戚從隔壁房間出來，給我倒了杯茶。達濟說，「請給他倒杯咖啡吧，」他說，「他更喜歡喝咖啡。」的確如此。

關於達濟，人們首先注意到的，往往是他的沉穩，這種罕見的特質，總是能夠觸動在場的所有人，他說的話語總是恰到好處且從容不迫。通常，他會說得言簡意賅且切中本質，聆聽者則須進一步探索及擴展達濟所要傳達的意思。達濟在說話時，經常會有片刻的沉默。在這短瞬的停頓之中，人們往往收穫頗豐——甚至比達濟說的教誨更為重要。在這樣的情況下，提問者會感到滿足，而忘記原本想詢問的所有問題。但對於要採訪達濟的我來說，這正是我所擔心的！然而，我後來發現，我們之間的互動反而形成了一種新的動態局面：交談流暢且連綿不斷，他熱情且深入地回答了每一個問題。

「那麼，你是帶著一些問題來的吧。」達濟說道。

「是的，我先從第一個問題開始。」我說，「為什麼要冥想呢？」

「為什麼不呢？」他笑著回答。

「每個人的理由各不相同。在生活中，我們的目標往往符合個人的需求和興趣。例如，我想要減重、你想要六塊腹肌，但是都去了同一家健身房。在與全球冥想者的互動中，我發現一種固有模式。一開始，人們帶著各式各樣的目的前來冥想：有人是生活壓力過大想要放鬆；有人想要降低血壓；有人想要清晰思維；有人則是想要平衡情緒。無論一開始抱持著什麼目的，一旦開始冥想，收穫往往遠超出預期。大多數情況下，大家會驚訝地回饋說，他們感受到一種深刻的靈性安康——一種內心充滿喜悅甚至是極樂的狀態。這就像一個飢餓的人，本來只想尋求些許食物果腹，卻喜逢饕餮盛宴。

「更重要的是，這些成果顯而易見，且立竿見影。一次冥想就能收穫體驗，那麼，如果繼續進行第二次、第三次冥想，會發生什麼呢？想像一下，無數次冥想產生的累積效應！」

「但是，冥想是否也能達成我們一開始所想的目標呢？」我問道。

「並非專門針對每一個目標，卻能一一擊破。」他說，「冥想只是讓我們的**內在狀態正常化**，無論原本的狀態如何，在冥想後，一個焦慮的人可能會說『冥想讓人放鬆』；一個情緒混亂的人可能會說『冥想讓人情緒平穩』；一個易怒的人可能會說『冥想讓人心胸開闊，充滿愛』。

「聽到這些各不相同的回答，我們可能會困惑，冥想到底有什麼作用呢？」

「那麼，冥想究竟有什麼作用呢？」我問。

「它創造的是一種自然狀態，」達濟說，「當我們走向自然狀態，我們身上那些不自然的東西就會開始消失。**也許有一千種非自然狀態，但只有一種自然狀態，達到這種狀態，就能夠消除一千種不滿**。

「為什麼要冥想？答案很複雜，因為目標會隨著自身的進步而改變。明日的原因不同於今時，且理應如此。隨著冥想，我們的智慧逐漸增長，於是更完整地理解了自己是什麼，以及該是什麼。冥想就是帶領我們踏上這個無限旅程的工具。」

「如果旅程是無限的，我們最終能抵達嗎？」我問道。

「抵達哪裡呢？」他笑著說。「一旦我們認為自己已經到達終點，就會停止成長、停止前進。進化永不止步。我們必須始終如一、願意去改變，無論下一步為何，我們也得帶著意願往前。然後，在抵達那一步之後，做好準備、靈活應對，走更遠的路。」

「但靈性文獻中不乏眾多看似完美的人物。」我說。

「那些人物會認為自己完美嗎？」他問道。「在數學中，有一個概念叫漸近線，指的是一條曲線靠近一條直線，曲線與直線相交於無限遠。曲線會無限地靠近直線，但兩者永遠不會相交，只會越來越接近。一名精進的尋求者就像這條曲線。一直在接近目的地，但永遠不會抵達。在任何時候，他既無限接近目標，又無限遠離目標；然而，他一直在前進。只要有尋求者存在，旅程就會是無限的。」

「那麼，我們在朝著什麼方向前進呢？」我問。

「從自私到無私，」他說，「從頭腦的反應到心的回應；從被自我禁錮到擺脫自我的束縛；從此時此刻到永恆的存在；從敬奉有形到崇敬無形；從收縮到擴展；從不安到平靜；從表面到真實；從固執到接受；從失序到平衡；從黑暗到光明；從沉重到輕盈；從粗劣到精微；從存在的周邊到存在的核心——本源、高我。

「你看，冥想的目的是轉化我們。同樣地，宗教、自我救助與精神病學的目的也是轉化；然而，每當我們試圖以任何方式改變自己，往往會遇到巨大的慣性力量，阻礙我們實現目標。

「當然，有很多工具可以利用。多的是偉大的教義——尤其是在現今這個時代！只要點擊滑鼠，我們幾乎可以獲得來自任何傳統體系的知識，以及眾多議題的最新研究成果。現今是資訊時代。然而，資訊對我們的幫助也僅止於此。」

達濟笑著說：「我想起了一句古老的諺語：蟲子啃了成千上萬本書，卻沒有獲得任何學識。

「書呆子就是這樣，無論學得多少知識，都不會因此變得更有智慧！所以，知識並不能改變我們。就像我們都知道耐心是一種美德，但知道這一點足以使我們有耐心嗎？同樣地，人人都知道愛的價值，從古至今多少先賢智士都談到愛；然而，知道愛與感受愛、表達愛，是完全不同的事！

「那麼，結論是什麼呢？如果僅僅有教義就足夠，我們現在理應都已轉化。畢竟，在我們之前早有聖者到來，並留下了偉大的教義；然而，世界依然如故，偉大的教義、知識皆不足以促進轉化。

「就像是我們可能相信上天無所不在，但我們是否能感受到上天在生活中無處不在呢？如果沒有，這樣的信仰對我們又有什麼幫助呢？信仰可能會給我們帶來安慰，但是這種安慰，並不能代替對信仰背後真理的體驗。」

就在這時，有人走進來，叫我們去吃午飯。

「走吧，」達濟說，「我們去吃飯吧。」

當我們就座時，食物還沒有準備好，顯然溝通方面有一些誤會。達濟笑著說：「看，這就是我所說的，承諾提供食物並不能滿足饑腸轆轆的人，單憑信仰也無法滿足渴望的心。」

過了一會兒，午飯好了，我們在靜默中用餐。

飯後，達濟繼續闡述：「透過冥想，我們進入內心，與某種更高的事物連結。因此無論我們身在何處，都能夠找到它，不需要去朝聖，也不需要改變自己的衣著、習慣或名字。只須閉上眼睛，靜坐冥想，此外無須去做其他任何事情。僅此一步，就能獲得切實的靈性體驗。

「體驗，是靈修與宗教的區別所在。缺乏體驗的信仰是空洞的，過於抽象。在世俗生活中，大多數人都明白這個道理，像是在科學課程中，既有理論也有實驗。在課堂上，我們理解科學原理，但是在實驗室裡，我們能夠看到原理的實際運用。這樣才能切實掌握、習得這些原理，使間接知識獲得直接體驗的支持。

「然而，在靈性上，人們往往更加保守。對直接的知識不感興趣，反而依賴於他人的教義。但總有一天，心會需要自己的體驗，知識滿足不了這種需要，信仰也做不到；於是，人們開始進行靈性探索。請不要誤以為這是對宗教信仰的批評。宗教是基礎，但基礎是什麼呢？基礎就是我們必須在其之上有所建樹。宗教的教義或許是真實的，但除非我們親自體驗這種真實，否則沒有任何意義。你看，只有教義的真切是不夠的，我們必須透過自己的體驗去驗證。

「真理必須經過自身的體驗去領悟，而冥想就是領悟的方法。缺乏自身體驗，各種宗教就像是在各說各話。這時，我們看到的只會是分門別類的各派信徒，基督徒、佛教徒、印度教徒、穆斯林以及其他各種宗派的教徒。為了消除隔閡，我們可能會努力研究每一種宗教，然而，這些知識只會讓各個宗教看起來更加不同！我們會看到基督徒尋求天國、佛教徒嚮往涅槃、印度教徒追求解脫和『我即是梵』的狀態，而蘇菲派教徒探求『死亡之死亡』以及『生命之生命』。

「我們會認為，這些宗教不可能在談論同一個真理，如果其中一個是對的，其餘肯定就是錯的。

「我們爭論不休，為誰是真正的上天、為何種哲學是真知哲理爭吵，也為創始人的正統性而爭辯。有些人對爭論感到厭倦，便成了無神論者，他們認為，所有的宗教都是錯的！

「然而，當我們冥想，並親自體驗到這些不同的狀態時，我們會發現，這些狀態其實都一樣。我們不會再唯我獨尊，不會再聲稱只有自己的傳統正確。我們會變得包容，並接受所有的觀點。如此一來，還有什麼可爭論的呢？

「因此，我總是建議，請繼續堅持你原來遵循的傳統——但同時，也**請持續冥想**。冥想會幫助我們更深入發現其中的本質，隨後我們會意識到，所有宗教都有著相同的本質，就像《梨俱吠陀》中說的：『真理獨一無二，但仁者見仁，智者見智。』」

接著，達濟話鋒一轉。這是他特有的風格。

「然而，儘管冥想體驗令人信服，卻不一定能成功帶來轉化。」他說，「我們的體驗可能深刻，可能非常怡人，然而，個人體驗很少能令人轉變。欣喜的狀態會使我們自動變得善良嗎？陶醉能讓我們充滿愛嗎？」他搖了搖頭。

「那麼，體驗有什麼意義呢？」我問道。

「嗯，如果想讓驢子前進，就必須給牠掛上胡蘿蔔。」他笑著說。

「所以，這只是一種激勵？」我說。

「如果在冥想中沒有非凡的體驗，我想沒有人會願意冥想。」他說，「冥想改變了我們，但我們得找到持續冥想的理由。」

「但我認為，體驗不僅僅能夠鼓勵我們繼續前進，」我說，「體驗確實教會了我們一些什麼。」

「是的，但這並不等同於我們能從中學到東西！」達濟答道，「但透過冥想，我們確實改變了。你看，冥想是作用於我們更深的存在層面，而知識和體驗只是在意識層面上發揮。這樣還不足夠。我們的思想、態度、情感和習慣，植根於無限廣闊的潛意識。更重要的是，潛意識的思想比我們意識到的想法更為強大，這就是我們僅在意識層面上改變無法成功的原因之一。我們可以改變有意的行為，但如何改變潛意識的行為呢？當我們幾乎意識不到某樣事情的時候，還能改變嗎？這就是當我們想要在生活中做出重大變化時，所遇到的最大障礙。真正的改變，不能只是在表面作用，而是必須在存在的所有層面上發揮成效。改變必須是全面的。

「良好的冥想練習，填補了我們努力過後仍有的空缺，在最深的層面上發揮作用，啟動內在休眠的進化力量，推動我們走上進化之道，然後，變化自行發生了。

「變化，往往在不經意間發生！我們不知道自己為何如此快樂、輕鬆，但我們的家人、朋友和同事都注意到了。現在，我們成了他們生活中變化的範本：我們的呼吸充滿了愛、行走的腳步充滿了愛、言談之間充滿了愛——我們的整體生活都充滿了愛。

「你看，我們說知識和體驗都不能讓我們改變，但由於加入了冥想這個實用元素，讓這兩者都得以發揮效用。」

「因為我們透過冥想獲得的知識是直接的？」我問道。

「當然，」達濟說，「冥想能夠使間接的知識發揮成效。例如，練習冥想後再閱讀靈性文獻，我們會發現，這些文獻與我們的親身體驗產生了共鳴，讓我們自己的體驗變得清晰，我們的領悟力就能夠提升到更高的層次。

「透過練習，我們也開始從體驗中學習。以前，我們會無意識地抵制變化，於是我們的體驗被白白浪費。但隨著時間的推移，冥想練習將消除這種內在抗阻，就像良馬見鞭影而行，現在，我們所需的僅是一個作為提示的體驗，就足以引發內在變化。就像處於外太空的物體，只須輕輕一拍，就會一直持續前進，毫無阻力。我們的體驗這時也有著同樣的效果，我們只須被體驗輕輕一碰，就能變得崇高。」

「體驗究竟想告訴我們什麼呢？」我問道。

「體驗反映了我們的內在本質。」達濟說，「例如，當我生氣時，會有負面的體驗，憤怒令我無法獲得我預期中的體驗；當我嫉妒時，又會有另一種負面體驗。但是當我懷著愛和慷慨時，則會有一種美好的體驗。體驗有多美好，取決於愛和慷慨的程度。」

「所以，體驗能夠告訴我們該往哪個方向前進？」我問道。

「是的，」達濟說，「它是一個提示的訊號。當我這樣的時候，就會有這種體驗；當我那樣的時候，會有那種體驗；由於某種冥想練習，我能夠因這樣的領悟而有所改變。」

「那麼，實際上，與我們練習冥想前的情況相比，體驗的作用並沒有太大的變化，」我說，「這仍像是人們掛在驢子面前的胡蘿蔔，作用都是鼓勵我們朝某個方向前進。」

「是的，」達濟說，「但是現在，體驗變得有效了，因為我們已經消除了驢子的固執！」

「**消除了我們內在的阻力**。」我說。

「是的，」達濟說，「總有一天，驢子也將不復存在。你看，我最終認識到，唯有一個因素影響著自己所有的體驗：我們面對自我的方式。**自我意識越強，體驗就越糟糕；自我越是謙卑和無足輕重，體驗就越好**。就是這樣一個簡單的公式！然後，有朝一日，我們會豁然開朗——如果自我徹底歸零、變為空無，那會怎麼樣呢？」

「冥想也有助於這個發展。」我說。

「是的，」達濟說，「如今，我在自己身上發現的唯一變化就是，自我多了還是少了。換言之，我們可以捫心自問，上天多了還是少了。你看，自我越多，上天越少；自我越少，上天的作用就越明顯。這成了一個零和賽局的問題。」

「哦，這就是您所說的，驢子不復存在的意思！」我說。

達濟點了點頭。

「當我們融於至高本源，就是絕對的極樂，」他繼續說道，「某種程度而言，我們成為了極樂；當我們成為了極樂，又怎麼能夠體驗到極樂呢？一滴水融入海洋，就不再有水滴了，因為水滴已成為了海洋。

「這就是為什麼神祕的傳統最終都歸於沉默，因為無法表達如此崇高、完美和平衡的終極狀態。

「達到了這種狀態的人，還會自私嗎？還會暴力嗎？世界面臨著許多挑戰：有政治的、有社會的、有經濟的、有生態環境的，所有都令人類遭受苦難。但其實世界的問題很簡單，都是由於人與人之間缺乏愛、缺乏同情，缺乏寬容、謙卑和接受。人類的心靈被傲慢、仇恨和暴力汙染，變得充滿偏見、無法寬容。如果一個人的內心無法平和，他的周圍就不會和平，這樣的人總是會尋釁滋事。只有當一個人的內心平和，與他人的互動才會平和。

「如何解決仇恨的問題呢？有什麼政治性的解法嗎？愛和接受可以立法強制執行嗎？有任何法律能夠改變人心嗎？心只有在願意改變時才會改變，這是每個人都必須為自己做的個人選擇。我們不能將改變強加於人，唯有鼓勵、提供方法。

「因此，試圖改變他人，不如致力於轉化自己。至於他人，無須強求。讓我們滿足於去愛、去接受他們原本的面貌，並隨時準備好服侍他們，就如同我們隨時準備好服侍自己的家人，這就是這個世界迫切需要的人性。

「唯有愛才能讓人接受他人的缺點。你可曾見過母親放棄自己的孩子？即使孩子經常行為不端、被趕出學校或是發生更糟的情況，其他人都已經失望透頂，只有母親仍不離不棄，這正是母親的愛。有愛就有接受、有愛就有原諒、有愛就有仁慈；愛是一切崇高特質的泉源。因此，一旦有了愛，我們還需要其他的特質嗎？只要愛存在，接受、原諒和仁慈都顯得多餘。有愛便足矣，不再需要其他特質了，我們都很清楚，古往今來的偉大導師們也都如是說。但是，如果有教義就足夠，如今我們不是都應該被轉化了嗎？」

第二章 揭祕冥想

對於許多斂思靜心的傳統方法來說，冥想都是不可或缺的。據說，冥想是接近神性最有效的方式，遠勝過儀式以及信仰。儀式是我們於物質層面採取的行動，只能停留在物質層面；信仰則只能停留在思維層面。要超越此二者並達到靈性狀態，我們就必須借助更高層面的靈性幫助，也就是我們在滿心冥想中採取的方法。

為了對此有更好的理解，我決定從頭開始探討。

「什麼是冥想呢？」我問達濟。

達濟拿起筆畫了一張圖。

「縱軸代表著由專注到不專注，」他說，「專注的心思會沉浸在一個念頭中，這樣的專注是單點的；不專注的心思則常常轉換不同的念頭，注意力比較分散。在這兩個極端狀態之間，有一個中間區域，頭腦的大部分活動都發生在這個中間區域。

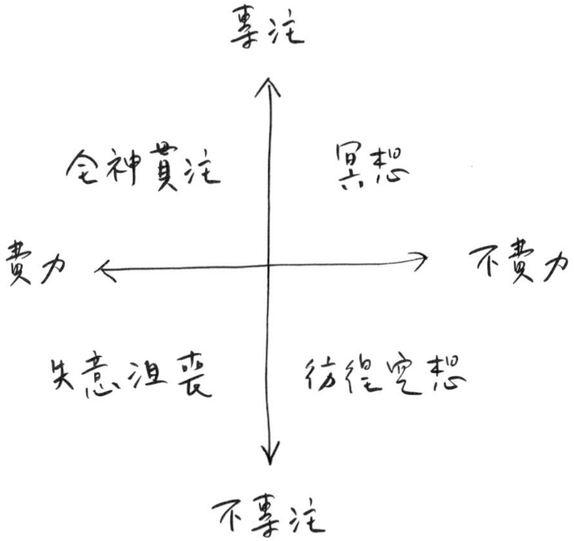
專注
全神貫注
冥想
費力
不費力
失意沮喪
彷徨空想
不專注

「橫軸則代表了由費力到不費力。不費力的頭腦是輕鬆自在的，另一個極端則是費力的頭腦，無法感到輕鬆自在。費力的頭腦總是努力地去思考、理解、集中注意力。「這兩條軸線劃出的四個區塊，代表心思的四種狀態：『彷徨空想』『失意沮喪』『全神貫注』和『冥想』。冥想狀態是專注和不費力的結合，讓我們得以毫不費力地沉浸於一個念頭中。」

「可以沉浸於任何念頭嗎？」我問道。

「是的。」達濟說。

「但這樣的話，每個人都已經會冥想了啊！」我說。

「這就是我所說的，」達濟笑著說，「不需要學習新的技能，我們都知道如何冥想。我們每天都在冥想。

「例如，商人是以某個商業專案為目標在冥想。他一邊開車，一邊冥想專案，晚上睡覺時，他還是在冥想那個專案。也許有人愛上了這位商人，她一邊處理著日常工作，一邊冥想這位商人，一邊刷牙，一邊冥想他。她去雜貨店採購，還是在冥想他。與此同時，她在雜貨店與一位音樂家擦肩而過。音樂家的腦海裡在忙於思考音樂，他也在冥想。甚至還有一個術語叫作『預謀殺人』，罪犯會冥想如何完美執行他的黑暗計畫！」

「既然每個人都已經會冥想，那冥想又有何深意呢？」我問道。

「我們透過冥想探索的事物，將使冥想變得深刻，」達濟說，「這就是我們冥想的目標。

「正是我們冥想的目標，讓一切變得不同。深刻的目標，賦予我們深邃的意識；平凡的目標，賦予我們平凡的意識；短暫的目標，使我們的冥想狀態變得短暫；意義深遠、恆久不變的目標，使我們的冥想永恆。你看，**不同的冥想目標會產生不同的效果**。」

「我們如何才能達到永恆而深刻的冥想狀態呢？」我問道。

「這就需要毫不費力地專注於一個深刻的目標，」達濟說，「為此，我們必須練習。沒有母親就沒有孩子，不練習冥想就達不到冥想狀態。」

「我發現，新的修習者常會對嘗試冥想感到緊張，」我說，「他們認為自己將難以控制自己的念頭。」

「許多人認為，頭腦的天性是不安分的，」達濟說，「在他們看來，混亂是頭腦的自然狀態，但我並不這樣認為。我想消除這種誤解。」

「為什麼認為冥想很困難的想法是如此根深柢固呢？」我問他。

「許多知名的老師都贊同這一觀點，」達濟說，「但在我看來，這樣的老師是在誤人子弟。如果我們相信頭腦天生就不穩定，頭腦就會成為我們的敵人，而我們會怎麼對付敵人呢？」

「我們會和敵人抗爭。」我答道。

「這樣一來，冥想就成了戰場，」達濟說，「冥想就成了一種抑制頭腦的練習。但是，試想一下，念頭和情緒可曾妨礙我們欣賞一部好電影？」

「不會。」我說。

「可曾妨礙我們享受美食？」

「也不會。」我說。

「為什麼不會妨礙我們呢？」他追問。

「電影會吸引我們的注意力，」我說，「美食也會吸引我們的注意力。這樣一來，我們就不會注意到自己的念頭和情緒了。」

「沒錯，」達濟說，「當某件事物持續吸引我們的注意力，我們就會忽略其他不受歡迎的念頭。我們只須給自己的頭腦提供能全然投入的目標——那些真正有吸引力的事物。然後我們會觀察到，頭腦將多麼自然而然地安定下來，毫不費力地保持專注。

「然而，我們似乎無法控制頭腦將被哪些事物吸引。如果孩子整天都全神貫注地學習，父母可能會感到高興，因為孩子正在從事正面的活動；但如果父母發現孩子已經連續玩了九個小時的線上遊戲，就可能會開始擔心。在這兩種情況下，孩子都展現了強大的專注力，但父母擔憂的是孩子關注的目標，是孩子的興趣所在。

「你看，我們不會因為無法專注而痛苦。我們可以毫不費力地專注於自己的興趣，但我們可以選擇要對什麼感興趣嗎？似乎某些事物對我們的吸引力就是更加強烈，原因是我們意識中的印記——我們之後再找時間探討這個話題。不管怎麼說，當某件事物吸引我們的時候，我們為之著迷、全然專注；只有當我們對它不感興趣時，才必須透過努力來集中注意力。

「當我們讀到一本無法觸動內心的書時，會怎麼樣呢？每讀一句話，我們都會走神，對嗎？最終，我們會發現，我們根本不知道自己剛剛讀了什麼。我們要重複回顧那些文字，直到熟悉內容。要看完這本書，我們真的需要全神貫注！」

「有些事即使經過努力仍是收穫有限，興趣卻能助我們成功。」我說。

「是的，」達濟說，「如果我們對一件事有濃厚的興趣，必定會成功；如果我們不感興趣，則會有掙扎。缺少了興趣，任何活動都將令人感到厭煩。除非頭腦發現一個想法有吸引力，否則它不會願意停留在這個目標上，頭腦寧願專注於其他事情。」

「集中注意力和專注不是同一件事，對嗎？」我說。

「真正的專注將毫不費力，且自然發生。」他回答道，「只有當專注沒有自行發生，我們才需要努力維持專注。這就是集中注意力──力圖做到專注。

「我們把冥想定義為持續地想著一項事物，因此許多人誤認為冥想就是集中注意力，其實並非如此。集中注意力是費力的，冥想卻毫不費力，冥想並不涉及任何力量。

「當我們需要集中注意力時，必須控制自己的頭腦，令頭腦只專注於一件我們喜歡的事物，摒棄其他一切想法！越是集中注意力，我們的覺知就會越排他。當注意力集中到極致，我們的覺知將全然專注於一點上，排除其他所有事物。

「這需要極大的努力！阻止念頭的湧動並不容易。頭腦有一種自然的衝動，它有自身想去的方向，我們卻強迫它往其他地方。這就像試圖讓一條奔湧的河流改道，即使我們成功地令自己的頭腦屈服，還是得費力保持這種狀態！一旦鬆懈，頭腦就會反彈回原來的樣子，像彈簧那樣。而這樣高強度的努力狀態，我們又能夠維持多久呢？」

「儘管有部分人認為冥想等同於集中注意力，但他們也認同，冥想應該是放鬆的，」我說，「他們也認同，冥想應該帶給人們平和。」

「當我們如此費力地集中注意力，冥想還會是放鬆或平和的嗎？」達濟問道。「所以，讓我們忘掉集中注意力。**對於世俗事務，集中注意力可能是必要的，但這在靈性領域毫無用武之地。**」

「但我們會把冥想定義為一種專注的狀態。」我提到。

「冥想的狀態是毫不費力地專注，」達濟糾正道，「在這種狀態下，我們的頭腦自然地停留在某個念頭。當有目標能夠持續吸引我們的注意力，專注就會毫不費力地發生。此時，我們就是處於一種被稱為『沉浸』的狀態，這是另一個可用來形容處於冥想狀態的頭腦的詞。」

「然而，『吸引力』是一把雙刃劍！『吸引力』也是欲望的代名詞。」

「欲望究竟是什麼呢？」我問道。

「欲望是渴望滿足的靈魂，往錯誤的方向尋找滿足感。」達濟說，「靈魂渴望與其本源融合，這才是真正的欲望——巨大的欲望！除非我們知道目光該鎖定何處，否則我們往往會去尋求外在的滿足。我來講個故事吧。」

有天，一隻螞蟻沿著樹葉爬行，有隻麻雀落在牠旁邊說：「當你在天空中飛翔時，會看到極為美妙的景象！」

螞蟻歎息道，「我只見過樹枝、樹葉和礫石。請告訴我，你在天上看到了什麼？」

麻雀回答：「整個森林盡收眼底，甚至能看到遠處的大海。」

「什麼是大海？」螞蟻問。

「大海裡有很多水，無邊無際。」麻雀說。

螞蟻只見過雨滴和露珠。

「我也想看看大海啊！」螞蟻想。「大海在哪個方向呢？」牠問麻雀。

「就在那兒。」麻雀用翅膀指了指說道。

「謝謝你。」螞蟻說完就出發了。

走了好幾個小時，螞蟻到了一個小水坑，牠試著想看到水的另一邊，然而，以牠的目光放眼所及，全都是水。

「我終於到了大海！」螞蟻說。

「我們正處於類似的境地。」達濟笑著說。

「我們將短暫誤認為永恆，將有限誤認為無限，將水坑誤認為無垠的海洋。我們在各式各樣的目標中尋求滿足，然而，我們由此獲得的滿足卻是有限且短暫的。事實上，這樣的滿足令我們的內心更加空虛，因為內在本源才是知足的泉源，而我們缺乏與內在本源的連結。一旦少了這樣的連結，我們只能試圖以其他方式填補這種更深層的需求，別無他法。

「假設在長途汽車旅行的途中，你的女兒哭了。這時，你路過一家霜淇淋店，想著或許這可以讓女兒不再哭鬧。於是你停下來買霜淇淋，女兒很高興。她全然且毫不費力地沉浸在享受霜淇淋中，她的頭腦安定了下來。沒錯，女兒處於冥想狀態中。霜淇淋解決了她的不滿足，但你知道的，這只是一個短暫的解決方法，之後你將不得不找其他新方法吸引她的注意力。此外，這樣的做法等同於是在限制她的頭腦，當你提供霜淇淋以解決她的不安，那麼她下次再感到不安時，就可能還想要吃個霜淇淋。在你下一次開車上路時，哪怕車程很短，她也會想要來個霜淇淋。」

「那麼，我想，就不要再給霜淇淋了。」我說。

「不，不，那樣的話，女兒永遠不會原諒父親的！」達濟說。

其實我的意思是，不要再給「我自己」霜淇淋了。

「如果冥想的目標是有限的，那麼我們的冥想只能提供有限的滿足感。」他繼續說，「有了一個短暫的冥想目標，我們的滿足感將是短暫的；之後，我們將再次感到不安。如果我們確實享受自己的沉浸狀態，我們就會設法重現它。

「這樣做的話，我們就是在製造一個**滿足與匱乏的迴圈**。如果你喜歡霜淇淋，你的頭腦就會被霜淇淋吸引；如果你喜歡威士忌，你的頭腦就會被威士忌吸引。我們的頭腦會去追求任何吸引它的東西，於是，我們陷入了一個欲望與滿足的迴圈。除非欲望獲得滿足，否則我們無法感到安定；而在欲望滿足之後，我們又會再次感到不安。如同鐘擺一般，我們在匱乏和轉瞬即逝的快樂之間搖擺。欲望越多，我們就越難以感到滿足；即使在一個領域中獲得了滿足，在其他領域仍會感到不滿。

「更有甚者，每當我們沒有得到自己習以為常的東西，就會變得比之前更加不快樂和不滿足，我們思維的穩定性將取決於這些欲望的滿足與否，於是我們變得執著。我們會說，『我必須擁有這輛新車！』於是，為了穩定思維，我們認為自己必須擁有這輛車。我們把自己訓練成得不到這輛車就會不安、得不到它就無法快樂，這是第一個問題。第二個問題是，透過反覆滿足特定的欲望，我們會對這種滿足產生耐受性。

「有一天，我發現我雇用的一位藥劑師對某種藥物上癮。照理來說，他服用的劑量將使一個正常人崩潰，這位藥劑師卻仍能正常工作，因為他對藥效產生了耐受性。隨著欲望反覆被滿足，我們的依賴性和耐受性都會增強。我們越來越依賴於欲望的滿足，從中獲得的滿足感卻越來越少。結果就是——變得更加不安和不滿。

「頭腦真正渴望的是永恆。頭腦不滿足於有限的狀態，不滿足於短暫的幸福狀態。頭腦尋求的是無限，一種能夠終結所有滿足的滿足。頭腦想要滿足一種欲望——當這種欲望被滿足的時候，標誌著所有欲望的終結。也就是說，頭腦尋求的不僅是冥想，而是在冥想中尋求無盡的狀態。這才是真正的冥想，深度的冥想。

「所以，有欲望並沒有錯，」達濟繼續說，「但是，請把目標放在滿足真正的欲望。去滿足大的欲望。就像大魚吞吃小魚，最大的欲望涵蓋了那些較小的欲望。在這種完美的滿足中，我們獲得了完美的平和。」

「您談到欲望和吸引力，」我說，「然而，吸引我們頭腦的念頭和情緒，並非都是令人愉快的。」

「的確如此。」達濟說。

「吸引力並不意味著我們喜歡某件事物，絕非如此；吸引力意味著無論我們情願與否，頭腦都會被吸引。欲望的另一面是恐懼——厭惡和驚恐。例如，我們想要活著，因此恐懼死亡；生與死是硬幣的兩面。我們多麼專注在想要的事物，就會多麼抗拒不想要的。有時頭腦會冥想正面的事物，有時頭腦則沉浸於負面的事物。

「負面的一面是，頭腦可能會被一個令人不適的念頭、痛苦的記憶或糾結的情緒吸引，甚至可能是身體上的痛苦。這些思維目標就像漩渦，吸引著我們的注意力。

「事實上，所有吸引我們注意力的目標，都像是漩渦。我們對它們的感覺是正面或是負面，並不重要。我們可能會試圖遠離某些吸引我們的目標，卻是在逆勢而為——當我們想要擺脫令自己專注的事物，它的吸引力反而會更加強烈。我們的注意力越是專注於某個念頭，這個念頭的力量就將越強大。

「例如，一位男士遇到一位女士，男士開始為女士癡狂。他的注意力完全集中在這位女士身上，無法停止對她的思念，自己也樂在其中。但是，如果這位男士已經結婚了呢？」

「這樣的話，他就有麻煩了。」我說。

「他無法抗拒這股吸引力，對那位女士的思念就像是漩渦。然而，他知道自己不能如此放縱，於是竭盡全力對抗這股吸引力，想要去除對她的思念。他的頭腦試圖停在對她的思念，卻是停留在錯誤的事情上。

「我們常會陷入念頭的迴圈，這對自己或他人的生活都毫無益處。事實上，這種念頭的迴圈可能會成為破壞我們生活的力量。因此，我們必須調節頭腦。我們透過練習冥想來實現這種調節。我們必須透過練習，使自己的心思自然地被一個有用的目標——一個能夠帶來轉變的目標——吸引，這是正確的練習方法可帶來的益處。**冥想調節頭腦的方式，是將頭腦引向知足的至高本源。**」

「所以冥想的目標非常重要。」我感歎道。

「是的，這個目標決定了冥想帶給我們的效果。」他說，「無論是喝水還是喝威士忌，『喝』的行為都一樣，效果不同是因為目標不同。同樣地，無論冥想的目標為何，冥想的行為都一樣，只是不同的目標導致不同的效果。有限的目標產生有限的效果，而一個無限的目標會產生怎樣的效果呢？這個想法讓頭腦困惑，但不會讓心困惑，心是依靠直覺的。許多思維的局限性，並不會限制心。」

「什麼是無限的目標呢？」我問。

「本源，」達濟說，「也就是神性本身——最初的泉源。用頭腦去尋求神性是向外尋求，這種方式太過理智和抽象。如果嘗試集中注意力，我們會找不到任何可以集中注意力的目標；如果試圖捕捉神性，神性就會躲開我們。**我們必須往內在尋找神性**。當神性那清新的微風第一次輕拂我們，我們會透過感覺接收到。

「思想是狹隘的，但感覺是廣闊、完整的。感覺包含了思想，也超越了思想；感覺包含了我們所有的感官機能，但也超越了它們。透過感覺，可以揭示更深層次的真相。**神性無法被意識認知，卻能夠感覺得到**。

「那麼，我們能用自己的肝臟或腳跟去感覺這種存在嗎？能用自己的肩膀或手肘去感覺嗎？心是感覺的器官，我們能夠用心感覺到神性的存在。因此，我們只能往內心尋找神性，這就是我們以心進行冥想的原因。我們在知識、概念和形式領域的旅程至此告一段落。」

「冥想如何幫助我們認識這種內心的存在？」我問道，「冥想如何幫助我們與神性的存在合一呢？」

「波顛闍利的《瑜伽經》很好地對此做了解釋。」達濟說。

「《瑜伽經》通常被認為是聖人波顛闍利的著作，是一本闡明了某些瑜伽基本原則的古老教義之書。雖然很多人把『瑜伽』與一系列體式聯繫起來，但這只是瑜伽的一個分支。瑜伽也是一種冥想方法，目的是為了讓個人與宇宙本源合一——這正是《瑜伽經》的主旨。在《瑜伽經》中，波顛闍利呈現了一條由八肢（或稱為八個步驟）組成的道路，統稱為八肢瑜伽。這八個步驟分別為：1制欲、2遵行、3體式、4制氣、5制約、6內省、7禪那、8三昧。

「《瑜伽經》的八個步驟都很重要，」達濟說，「我們將在適當的時候逐一討論。不過，現在我想著重在最後四個步驟：制約、內省、禪那和三昧。這四個步驟描述了我們進入深度冥想的過程，它們各不相同，卻不是截然分開的，而是相互滲透。這些步驟其實是同個活動的四個面向——是我們進入自己存在深處的旅程。

「讓我們從第五步驟開始：制約。制約的意思是『自我收束』，意指轉向內在，讓自己從周圍許多令人分心的事物中撤退，轉而以自己的內在為中心。大部分時間，我們的專注都是向外的。我們的覺知通常局限於能透過五種感官感知到的事物，我們去聽、看、觸、聞、嘗，僅此而已。這種外部導向並沒有錯，這對生存而言至關重要。我們的感官就像是導航系統，幫助我們保障生命的基本需求：食物、住所、衣服等。

「然而，我們往往會過度追求物質。我們可能會獲得物質上的富足、得到他人的愛戴和敬佩，但這些東西不能滿足我們最深層次的需求，不能真正滿足我們的心。無論我們獲得多少，仍會覺得自己缺少一些非常重要的部分。最終，我們會意識到，滿足物質欲望並不能使自己感到滿足。我們的心全然渴求著別的事物——一些更深層次的東西。」

「您講解過這個概念，」我說，「您曾提過靈魂渴望滿足，渴望與本源合一。」

「是的。」達濟說。

「但這個概念過於理論、抽象，無法與我們的心產生共鳴。我們必須在自己身上發現這種對合一的根本性的渴望。在我們發現這種渴望以前，經常會被導往錯誤的方向，以至於繼續在物質層面上尋求內心的滿足。我們的尋求仍然是向外的，仍在日夜勞心於外在事物的獲取與消耗。

「我們很容易沉迷於不斷的攝取與刺激。例如，很多人會每隔幾秒就查看手機。在冥想中，我們將暫時放下這些事情，從那些連續不斷的活動中稍作休息，放下生活中的誘惑、焦慮和壓力。換言之，我們不再向外去尋找自己。這就是『制約』。在制約中，我們得以進入內在。《薄伽梵歌》為我們描述了一個富有啟發性的畫面：『當瑜伽士封閉自己的感官，就如同烏龜縮回自己的四肢，瑜伽士的意識將開始穩定。』於是，我們開始以內在為中心。

「如果想要更深入地理解制約，請研究一下這個字的梵文詞源。『制約』的梵文是『pratyahara』，由『prati』和『ahar』兩個字根組成。『prati』的意思是『阻止』，『ahar』的意思是『攝入』。在制約中，我們不再從外部尋找攝入的事物。透過進入內在，將自己置於自身存在的核心，我們戰勝了不斷尋求刺激、不斷攝取的欲望。我們變得知足，不再沉溺於這些欲望。」

「如何做到制約呢？」我問道。

「一定得有些什麼將我們引向內在，」達濟說，「這不能透過強制來實現，否則，我們必定會有掙扎。人們常常閉上眼睛試圖冥想，卻發現內在空空如也，完全無法連接，就好像心完全封閉了。嘗試了幾分鐘後，人們感到沮喪。他們會說，『我什麼也感覺不到！』於是便放棄了。或者，有人會繼續堅持，強迫自己將注意力集中於心，但這並不是真正的冥想，只是在集中注意力，兩者不是同一件事。」

「為什麼我們於內在找不到任何東西呢？」我問。

「我們還沒有成功開發內心的感知力，所以無法在心這個精微的層面感知到任何事物。」達濟說，「我們就像試圖識別出紅色的盲人。神性已存於我們的內在，我們卻尚未相識。我們感覺不到，因此，神性對我們毫無作用。」

「我們該如何超越這種局限呢？」我問道。

「在滿心的方法中，我們的冥想借助瑜伽慧能的支持。」達濟說。

「這改變了一切。瑜伽慧能是一個宏大的主題，我們之後再深入討論，也會探討親自體驗的方法。現在，我們先這樣理解——慧能傳遞是深度冥想的催化劑。慧能傳遞讓我們能夠體驗神性，而非僅是信仰神性。透過注入神性體驗，慧能傳遞幫助我們超越了對信仰的需要。當我們得以親自體驗，信仰便不再有意義。因此，慧能傳遞是一種方法，藉由這種方法，我們可以領悟真理、領悟我們的內在本質。冥想不再是枯燥的練習，成了快樂、有趣的事，我們不再把冥想當作與念頭及身體感知的對抗。

「更進一步，瑜伽慧能幫助我們與存在於內心的神性融合，並變得幾乎與之完全一致。慧能本身就是神性，登門邀請我們，就像玫瑰的芬芳召喚著我們走向花園，神性的芬芳吸引著我們。這種芬芳是如此迷人，富有魅力！神性的芬芳呼喚著我們的心，吸引我們進一步深入神性——深入我們自己，為進入更深層次的冥想鋪平了道路。這一切將發生得非常自然，我們幾乎不須耗費絲毫力氣。這就是為什麼巴布濟（滿心體系的第二位嚮導）將滿心冥想稱為『自然之道』。這是一條自然而然、毫不費力的道路。

「現在，我們已經被引向內在，進入了波顛闍利八肢瑜伽的第六肢——內省。波顛闍利將內省描述為『抑制其他事物』。這意味著在冥想過程中，我們不會分心。我們仍然會聽到外面傳來的噪音，仍然會覺察到隔壁房間裡有人在大聲說話，但是我們不會受到這些外在的影響，不會被打擾。

「然而，基於波顛闍利的定義，人們通常將內省誤認為是一種高度集中注意力的狀態。讓我們來研究一下內省的詞源。內省的梵文是『dharana』，源於梵文字根『dhar』，意指『所容納的事物』或『所包含的事物』。像是胎兒在母親的子宮裡得到保護一樣，我們也被保護著。那麼這個子宮在哪裡呢？心就是這個子宮。當我們全然地在心中放鬆，特別的事就將發生——更準確的說法是，一些神聖的事就會發生。在自然界中，種子在地球母親的子宮裡萌芽，因為種子在這裡感到舒適；在這種舒適中，種子的保護層會裂開並脫落。為什麼會這樣呢？因為種子感覺到周圍大地的保護。當我們在心的子宮裡體驗到同樣的舒適和保護時，神聖的種子將開始破殼，新的靈性生命逐漸由這顆種子孕育而生。我們將開始體驗到全新的意識領域。

「在這種情況下，我們能夠體會到深度放鬆，體會到無法言喻的舒適。當我們如此放鬆的時候，我們的心還會不安嗎？我們的情緒還會造成內在混亂嗎？當一切都安定下來，我們就能夠達到知足。

「我們不必如人們想像的那樣，在腦中一直維持著冥想的目標，那樣會讓我們感到非常疲憊；相反地，是冥想的目標在支撐著我們。

「波顛闍利八肢瑜伽的下一肢是『禪那』，即『將頭腦維持於一個目標上』，但當頭腦放鬆的時候，我們不需要將頭腦維持在那裡。頭腦已然安住其中，在那裡維持著平衡。」

「所以實際上，內省和禪那是在描述同一種狀態。」我說。

「沒錯，」達濟說，「不分心的頭腦和安穩的頭腦並無二致。

「請不要將放鬆的頭腦誤認為是遲鈍的頭腦。恰恰相反，在放鬆狀態下，我們的覺知將充滿活力。意識沉浸在內心的神性，我們全然地沉浸其中。當我們的沉浸程度超過了某個臨界值時，我們稱之為『三昧』，這是波顛闍利八肢瑜伽的第八肢，也是最後一步。

「由於三昧是八肢瑜伽中的最後一肢，因此人們通常認為三昧是靈性旅程的壯麗巔峰。實際上，三昧只是一個開端。旅程遠遠不止於此。就像你曾親自體驗到的那樣，許多人甚至在第一次冥想就經歷了三昧。對三昧的體驗會隨著我們的進步而深化。

「三昧是深度的冥想，是深入地沉浸於神聖的目標。然後，我們開始與存於己心的神性融合；最終，我們與其合一。然而，全然合一並非即刻發生，而是循序漸進的。隨著一次次的冥想，發生進一步的融合；隨著每次融合的略進一步，我們將體驗到前所未有的圓滿。我們的心沉浸於平和與滿足之中。在這種情況下，還有什麼可能干擾我們嗎？我們還會感受到壓力或失衡嗎？只有當心處於平和，我們的頭腦才會放鬆。

「然而，許多人認為，冥想只不過是一種思維不活躍的狀態——沒有任何念頭。很少人能夠理解，內在寧靜的根源就在於這種合一狀態。人們通常將思維寧靜本身作為目標，而不了解思維寧靜的原因。人們認為冥想是一種壓制念頭的練習，並設計出各種不自然的方法想達到無念的狀態。當然，如果將注意力集中於身體上的某些部位，確實會產生無念的狀態（這就是一些人以鼻尖進行冥想的原因）。然而，**沒有合一，無念的狀態只不過是一種思維遲鈍的無知狀態**，沒有任何用處。這不是三昧。

「現在，讓我們來看看『三昧』這個詞本身。『三昧』的梵文『samadhi』，是由『sama』和『aadi』這兩個梵文字根所組成：『sama』意指『相同』，『aadi』的意思是『原本』。因此，在三昧中，我們進入了一種與原始狀態相同的狀態。原始狀態指的是在我們出現之前就已經普遍存在的狀態——除了我們的本源之外，一切都尚未存在。在原始狀態下，有著完美的平靜和平衡。

「事實上，『sama』的意思不僅僅是『相同』，正如我剛才所描述的，它還意味著『平衡』。因此，我們也可以將三昧解釋為『原始的平衡』。」

「所以說，三昧是一種與我們原始狀態相同的狀態，是一種平衡狀態。」我說。

「沒錯。」達濟說，「對於『samadhi』這個詞的構成，甚至還有第三種解讀：『sama』是『平衡』的意思，而『aadhi』是『思維混亂』的意思。根據這種組合，『samadhi』也意味著『令混亂的思維恢復平衡』。這是一個很有啟發的描述！在三昧中，混亂的頭腦恢復了原始的平衡狀態。平衡是頭腦與生俱來的，混亂卻是人為的，是後來產生的——是我們自己造成的。」

「而我們還在不斷製造混亂。」我說。

「是的，」達濟說，「混亂是我們造成的，而平衡則根本無須倚靠於任何事物。當我們對某件事物不加干預，它自會達到平衡。池塘本身是寧靜的，只有受到干擾才會產生漣漪。」

「所以，我們無法製造平衡。」我說。

「我們也無法製造三昧，」達濟回答，「我們冥想，三昧便會自然出現。當一切都安定下來，三昧自然會出現。**這就是冥想：毫不費力地專注於無限的目標**。

「以有限的目標進行冥想，我們的覺知是有限的。例如，許多人會進行唱誦，但是不斷重複一個詞語，只會束縛頭腦，將意識限制在所重複詞語的狹窄範圍。專注於一個有限的概念，我們的覺知是單一的；如果覺知單一，那麼我們將錯失除了那一點之外的一切。我們就像是一匹戴著眼罩的馬，只看到眼前的目標，其他什麼也看不到。我們的覺知受到了限制。」

「當冥想目標是無限的時候，會怎麼樣呢？」我問。

「以無限的目標進行冥想，」達濟說，「我們個人獨有的覺知目標卻包含了無限的整體存在。一切都包含在這樣一種覺知中，沒有任何事物能躲得開。但，這是否意味著我們能夠同時覺察到世界上的每一個人、每一隻狗、每一頭牛、宇宙中的每一個粒子呢？不是的！我們在冥想中獲得的覺知，並不是對各種形式多樣的覺知；相反地，透過冥想獲得的覺知具有同一性，是對整體、全部的覺知。從根本上來說，如果整體有著任何特質的話，那就是存在，潔淨的存在。」

「我們也是其中一部分。」我說。

「是的，」達濟說，「我們不能與之分離。這並不是說我們站在某個山頂，俯瞰著無限，而是我們成為了無限，此刻的狀態令人想起了古老的吠陀宣言——『你即彼』。這就是真相！我就是祂，但我們不會意識到。」

「為什麼不會意識到呢？」我問。

「因為在無限中，我們已然融入其中，」達濟說，「那裡不再有我。如果我不在那裡，誰又能察覺到『我就是祂』這一真相呢？此時，知者已融於認知，水滴已融於大海。」

達濟停頓了一下。

「但這並不是結束，只是一個開始……」

態度

一天下午，我單獨和達濟進行冥想。結束後，他提到：「冥想不是一切。」

「您的意思是？」我問。

「靈性練習很重要，」他說，「沒有靈性練習，轉化只是一個夢想。然而，即使是最有效的冥想方法加上最規律的練習，也只能帶領我們完成五％的旅程。」

「那另外的九十五％靠什麼呢？」我說。

「態度。」達濟說。

「我們進行的練習很重要，」他說，「但我們進行練習時**抱持著的態度**更加重要。這不僅適用於冥想。我們的態度定義了所進行的活動，也決定了成敗。如果懷著負面的情緒進行冥想，將適得其反。你看，負面的情緒會成為我們冥想的目標。我們閉著眼，可能看上去像是在冥想，但實際上，我們只是沉溺於自己的負面念頭和感受。負面的念頭和感受成為我們的焦點。如果以不好的情緒進行冥想，會怎麼樣呢？」

「反而會強化不好的情緒。」我說。

「冥想的目的是進入精微的意識狀態，」他繼續說，「如果帶著沉重、紛爭和痛苦，還可能進入精微狀態嗎？我們必須把負面的念頭和感受全部拋諸腦後。這些東西像鉛一樣使我們感到沉重，但透過清心可以很容易地清除。

「還有一些態度，以更不易察覺的方式在阻礙我們——『期待』就是其中之一。你看，許多人帶著對特定結果的期待進行冥想。假設有一天，我們在冥想中有了非凡的體驗，下次冥想時，就會想再次重溫相同的感受。如此一來，我們就是為冥想設定了條件，『我今天必須感到平和！』**或許有更好的東西在等著我們，我們卻只想要平和，於是我們錯過了更好的**。

「這說明，哪怕是最好的體驗也會成為陷阱，我們往往會留戀於某種體驗。更確切地說，我們應該始終懷著超越的意願，更進一步。即使在恩典終於降臨的更高階段，我們也必須繼續前進，否則，想維持狀態的欲望就會造成阻礙。我們非常喜歡某種狀態，以至於想一次次重溫舊夢，不想超越。但我敢保證，無論我們體驗到了什麼，一定會有超越它的狀態等著我們。

「我們還要避免另一個極端，就是缺乏耐心，想要快點進入下一個階段。我們大可不必急匆匆地急著往前，這種態度也會阻礙我們。」

「我想，在留戀某種體驗和匆忙前進之間，有明確的界限。」我說。

「不，並不是這樣，」達濟說，「這是很簡單的事情。讓這個過程自然地展開，以**完全開放的狀態**去面對。不要給過程設定任何條件、不要有任何堅持，也不要有任何要求。沒有期待，才是最好的冥想——即使是對冥想體驗的期待也不行！如果發生了什麼，那很好；如果什麼也沒發生，也沒關係。

「事實上，冥想是一種等待。不要失去耐心，像焦急來回踱步等公車那樣。應該自在、舒適地放輕鬆等待。不耐煩並無益處，一切都在按萬物自己的節奏發生。我們不能在蝴蝶徹底長成之前打開蝶蛹，那是在扼殺蝴蝶；同樣地，我們也不能指望靈性狀態提前綻放，它終會到來！」

「有時候，我們會有不愉快的體驗，」我說，「那該怎麼辦呢？」

「在冥想中可能會發生很多事，」達濟說，「但是每一種體驗最終都是好的，因為每一種體驗都有其目的——就算我們並不明白它的目的是什麼。不需要去理解，**對於持續進步來說，理解並無必要。輕輕放下自己的體驗，繼續前進就好**。我們大多數人都不理解靈性旅程的精細複雜。即使對目的地有個模糊的概念，我們仍不清楚沿途的每個階段。各個階段如恆河沙數！有時似乎是回頭路，有時似乎無路可走，然而，我們還是透過意識在自己的旅程中前進。因此，體驗很可能會造成誤導，比如我們先前談到的三昧。」

「深度冥想。」我說。

「是的，」達濟說，「但並非每一次冥想都將以三昧作結。有時冥想並不深入，有時體驗極為平淡無奇、不討人喜歡。我們或許會擔心是哪裡出了問題，但這樣的擔心只是表明了我們對靈性旅程還不熟悉。在許多情況下，冥想中的這種不舒服可能是件好事。我們會時不時地經歷一段時間的不適，最大的原因是，我們已經在旅程中取得了巨大的飛躍——向前邁進了一大步。一些內在的轉變已然發生，我們所要做的就是適應自己的新狀態。」

「您的意思是？」我問。

「這就像搬進一間新公寓，」達濟說，「我們走進一個房間，習慣性往左邊摸索開關，但現在開關在右邊。適應新環境需要時間。最好的做法是，不要評判自己的冥想體驗，不要評判冥想在自己身上創造的狀態，就像火車上的乘客一樣，靜靜觀賞沿途的風景就好。

「在這段旅程中，確實會有許多風景從窗邊掠過。我們已經談過體驗如何反映自己的內在狀態，憤怒和自我如何為我們帶來不好的體驗，善良和謙卑如何給我們帶來極樂的感受，但我們都有一個更深層的本質——神性本質。這是我們隱藏的本質，也是不變的本質。隨著進步，我們的外在特質慢慢進化，以適應那內在深處不變的本質。在與那種不變的狀態完全合一之前，我們必須經歷持續的變化；在達到那種根本狀態之前，我們必須經歷如此多的存在狀態。一直以來，我們的體驗都反映著這些內在變化。變化可能會帶來動盪不安，因為變化就意味著不會一成不變。儘管這些變化是正面的，反映出我們的性格達到了更全面的平衡，但還是需要一點時間來適應變化。在達到穩定的狀態之前，我們的內在仍會存在著某種程度的不安。

「隨著這些體驗發生，在沿途的某個地方，我們會偶然發現它們的本源，也就是讓我們發生轉變的內在原因。那一刻很重要。我們的心將融化於感恩之中。我們深受感動。我們會愛上這個內在的存在。

「現在，我們的注意力轉移了。不再關心體驗，也不再關心平和、幸福或任何的短暫狀態。當我們擁有了平和之源，怎麼還會想要平和呢？我們也不再關心轉變，此時，冥想成為一項愛的行動——純粹而簡單。冥想不再是為了獲得或是體驗什麼——就只是愛而已。

「這一切都無法強求，而是自然而然就如此發展了，甚至常常在我們尚未意識到的時候，就已經發生了！在我們還沒好好地理解這種愛時，在沿途的某處，就這樣陷入了愛。就好像一個女孩，突然發現自己愛上了多年好友，在此之前卻未曾察覺。

「當愛產生了之後，渴望也會浮出——這兩者總是相互融合無間。這種渴望包含著一種微妙的痛苦。這是分離的痛苦、是離開所愛的痛苦，這樣的渴望是如此深刻。這就是虔誠的第一個階段。」

「您能解釋一下什麼是虔誠嗎？」我說。

「虔誠有很多方面，」達濟說，「最主要的一點是奉獻的品質，這意味著我們帶著愛，奉獻於至高理想，我們愛上了神性。但是，除非我們曾體驗過神性，否則我們是不可能愛上神性的。即便如此，這種體驗也只會產生對更完整、恆久體驗的渴望。這證明了，確實有一些奇妙的東西超越了物質現實；然而，體驗過後，我們會發現自己又被拋回了凡俗。體驗會過去，我們不再如此清晰、明確地感受到神性的存在。那只是驚鴻一瞥，因此，我們開始誠摯地渴望神性，讓自己再次投入靈修之中，全身心地投入。對於目標的全新認識，成為了我們的驅動力。」

「您描述的這種渴望的痛苦，似乎與您之前談到的不期待、開放的態度背道而馳。」我說，「我的意思是，渴望和無所求似乎是相互矛盾的。」

「這是最為美妙的矛盾。」達濟說。

「但是這種矛盾是如何作用的呢？」我說，「您如何協調二者的矛盾？」

「我來舉個例子，」達濟說，「在世界上的某些地方，如果一個男孩想和一個女孩結婚，男方家人會以一些東西作為交換。如果女方家人拒絕，男方家人甚至會直接綁架女孩。與之形成鮮明對比的，是一個男孩單膝跪地，手裡捧著鮮花和戒指，輕聲詢問：『親愛的，你願意嫁給我嗎？』男孩一心想和女孩結婚，但也尊重女孩的選擇。男孩的愛並不是強求，他的愛臣服於愛的對象。

「渴望是好的，但渴望不應當有任何強迫。渴望應該是尊重，甚至是崇敬的，渴望應該是可接受的。愛從不勉強。

「若心無所求，便不會強求。我們會強求自己根本不在乎的事物嗎？當我們全心全意渴望某些事物，但仍能無所求，才會變得高尚。這是虔誠的第二階段。在第一階段，有愛和渴望；第二階段仍有愛和渴望，但加上了充滿感激地接受自己的所有現狀。

「接受是件令人愉悅的事。沒有『不情願地接受』這樣的事情。要麼是不願意，要麼是接受！兩者無法並行。接受是發自內心的，我們不能強迫自己接受內心牴觸的境況。真正的接受是愉悅的。即使被所愛的女孩拒絕，也仍然是幸福的。愛之所以存在，不是為了得到任何回報，那是對愛的褻瀆；愛之所以存在，就只是因為愛本身。為了愛而愛，這是無條件的愛、唯一的愛。愛無所求。在愛中，沒有期待，唯有感恩。這就是愛之所以位於人類珍貴品格至高點的原因。

「當愛支持著我們的行動，我們永遠不會有怨恨、不會覺得被人利用，也不會覺得生活令人厭煩。冥想尤是如此。我們的心應當呼喚冥想，練習冥想永遠不應依靠紀律或意志力。如果有天我們不想冥想也沒關係，這是很自然的事。在這種情況下，最好不要勉強自己冥想。假設我們告訴自己的妻子說，『親愛的，我正用盡所有的意志力坐在你身邊。』那這段婚姻也就差不多結束了！沒有任何人去見自己所愛之人是出於責任感的。回想一下我們蹺課去見女朋友的那些日子吧。如果女朋友說，『我們十一點在電影院見』，我們會在十點半前就到達那裡。也許她會在十點之前就到達，只是為了測試我們！你看，有些人將冥想視為一種紀律，靠著意志力在早上起床冥想。依靠意志力是沒有用的，因為這意味著缺乏興趣。當我們真的期待冥想，就會自動醒來，甚至無須設定鬧鐘。就算設置了鬧鐘，也會在鬧鐘響起之前醒來。當我們於夜晚入睡，一股愉快的期待會整夜貫穿我們的潛意識，第二天早上醒來時，我們的心已經在舞蹈了。我們甚至在坐下之前就已經開始在冥想了。

「當然，我們不能指望自己一開始就有這種態度，這需要經過一段時間才能形成，更確切地說，這種態度需要經過一段時間才能被人們意識到。虔誠是與生俱來的，但人們一開始無法意識到。然而，在某些時候，虔誠會浮現在我們的意識覺知中，虔誠會變成一種心態、一種情感。但我們無法永遠保持對虔誠的覺知，虔誠就像一頭浮出水面的鯨魚，稍停片刻、深吸一口氣後，就會再次潛入海洋之中。」

「為何我們無法持續、有意識地覺察到虔誠呢？」我問道。

「愛的關係由雙方組成，」他說，「有愛人者與被愛者；然而，有雙方，也就有分離。二者彼此不同——是兩個獨立的存在。這是『虔誠』一詞固有的意思。虔誠的梵文『bhakti』，源自梵文的字根『bhaj』。『bhaj』有多種涵義，其中一個非常關鍵的就是『分開』。沒有分開和獨立，沒有愛人者與被愛者的區別，就根本就不可能存在愛的關係；但如果愛人者與被愛者始終保持分別，愛也將只是一個未兌現的承諾，沒有圓滿、沒有合一。

「有些人喜歡這種渴望的狀態，因為它帶有強烈的情感。有時人們更願意永遠待在渴望的狀態，但其實我們不應該一直維持在這種狀態。除非渴望能夠帶來合一，否則渴望毫無用處。在合一中，也不可能會有愛的關係，因為不再有雙方；愛人者與被愛者已成為一體，這就是愛的圓滿。」

「也就是說，在愛的關係中便不會成為一體；一旦成為一體，也就沒有了愛的關係。」我說。

「這是個悖論！」達濟笑著說，「當愛人者與被愛者合而為一，二者就失去了各自的身分，二者之間不再有任何區別。那麼請告訴我，沒了愛人者，誰在付出愛？沒有被愛者，愛的對象又是誰呢？

「我們永遠無法真正抵達愛。我們不斷接近愛，在將抵達時卻又不小心超越了它，但我們永遠無法穿過它！當我們與愛靠得越近，無法再更近時，一回首，整個旅程又已經在身後了。愛正是如此神祕！

「這就是我們整趟旅程的目的地，我們稱之為合一。但實際上，它超越了合一。」

「怎麼會超越合一呢？」我問道。

「因為合一包含著一種精微的感覺，即二者已經合而為一。」他說，「但是，如果還能感知到二者的獨立存在，那怎麼可能是合一呢？當二者真正合一，就不會再有『彼此』這個概念或感覺了。因此，我們永遠不會覺察到我們與被愛者合一。我們忘了自己，也忘了被愛者，這種狀態超越了合一。『瑜伽』意味著合一，因此，這種狀態也超越了瑜伽。」

「但瑜伽是帶領我們達到這種狀態的道路。」我說。

「是的，」達濟說，「瑜伽並不是一條單一的道路。瑜伽有眾多的學派和哲學流派，是極其多樣化的體系。其中有三條道路最為人熟知並跟隨——行動瑜伽、知識瑜伽和虔誠瑜伽。儘管人們認為它們代表著不同的瑜伽道路，但其實它們是一體的。行動瑜伽、知識瑜伽和虔誠瑜伽，實際上是同一條道路的三個面向，這條道路也就是皇道瑜伽，梵文是『raja yoga』，『raja』的意思是『王者』，所以皇道瑜伽的意思是『瑜伽之王』。皇道瑜伽便包含了這三條道路。

「我們已經探討了虔誠的意義。現在，讓我們簡要地談一談行動瑜伽和知識瑜伽。行動瑜伽的梵文是『karma』，意思是『行動』，這是一個相當廣泛的名詞。單從字面上來看，我們所做的每一件事都可被稱為行動。綁鞋帶是行動，吃三明治也是行動，但這些事不是行動瑜伽。行動瑜伽是行動的瑜伽，我們之所以採取某種行動，是為了達成瑜伽的目標。

「古語有云：『睡獅，獵物無自入口者也。』為了達成目標，我們必須採取行動、必須做些什麼。為什麼要去做些什麼呢？傳統上，行動瑜伽注重培養『無欲而為』的特質。在無欲而為的行動中，我們不應計較任何結果。但是如果心中沒有結果，又為什麼要採取行動呢？只有當我們心中有一個特定的目標時，才會採取行動。瑜伽有一個明確的目標，這個目標需要透過行動才能達成，不會僅僅靠著許願而成真。我們為了達成這個目標所採取的任何行動，就成了行動瑜伽。因此，冥想就是行動瑜伽。

「現在，讓我們來看看知識瑜伽。梵文是『gyan yoga』，『gyan』的意思是知識，因此知識瑜伽是一條知識之路。但是，僅僅閱讀書籍或進行理性思考就足夠了嗎？縝密的思考是不夠的，這不能讓我們感知到至高真理。只有透過冥想才能實現。藉由練習冥想，我們的心思成了未經過濾的媒介，只允許真相通過。如此一來，思想將不再誤導我們，而是給我們帶來正確的結論。因此，冥想也是知識瑜伽。

「透過冥想，我們能更完整地領會在靈性之道上的前輩們凝練的智慧。除非練習冥想，否則我們往往難以領會這些知識。這些知識與我們的體驗沒有共鳴，因此我們無法理解。通常，冥想初學者可能會閱讀一些靈性書籍後，仍一知半解，但如果能夠冥想一段時間後再次閱讀，往往就能發現初次閱讀時沒有注意到的珍寶。某些書，比如巴布濟的書——非常有深度，無論讀過多少遍，每次重讀都還是能有新的收穫。即使我已經讀了巴布濟的著作四十多年，至今它仍在為我揭示新的智慧。」

「依您所說，冥想似乎對知識和行動這兩種方法有益。」我說。

「冥想是這兩種方法的精髓，」達濟說，「正是透過冥想，知識和行動才能夠有所成；也正是透過冥想，虔誠才有所成。因此，冥想是關鍵。這三個方面——行動、虔誠和知識——是普世存在的，在每一項靈性活動中，至少存有其中一個或兩個主題。可能不會以梵文名稱出現，但確實就在那裡。我們幾乎在任何一種宗教中都能找到知識和虔誠的結合。例如，幾乎每一種宗教都有經典，那就是知識；宗教也往往會有信仰的元素，那就是虔誠。但並非每種宗教都有提供練習，讓尋求者能夠親自體驗經典的真理，並對他們崇敬的對象獲得真實、非想像的體驗。也就是說，即使知識和虔誠已經存在，卻並不一定有行動瑜伽的關鍵要素。當然，每個宗教都有自己的儀式，從最廣泛的意義上來說，這些儀式確實代表著行動。畢竟，這些儀式是尋求者為了接近神靈而採取的行動。但為了覺察到神性，意識必須首先進化到神性的層次。如果沒有透過有效的冥想練習進化意識，那麼神性對我們來說，仍將只是一個抽象的概念。

「因此，正是透過練習，我們獲得知識；正是透過練習，我們培養了虔誠。如果沒有真正接觸到至高本源，如何會有虔誠呢？沒有經歷過，便無法真正了解神性。沒有經過練習，虔誠的行動與虔誠的對象之間無法聯繫，虔誠將只停留於外在。當我們想到上天，我們的想像力開始發揮作用。也許我們會想像出一個光芒萬丈的存在，坐在天堂的寶座上，或者我們會想像出一個力量和能量的抽象源頭。上天確實存在，但除非我們深入內心感受祂的存在，否則上天仍將只是一個概念——一種思維的構想。

「有了想像力，人們可以創造出許多不真實的事物。事實上，人們也只能創造出不真實的事物。人們可以創造出奇妙幻覺與可怕幻象，這些都是人們自己創造的，並不真實。

「冥想不會創造任何事物，冥想只會揭示。揭示什麼呢？揭示事實、揭示真實、揭示真相。謊言是被創造出來的，不真實是被創造出來的，而真理永遠無法被創造——真理如其所是。

「你看，冥想本身就是虔誠。『虔誠』一詞已成為各種崇敬形式的同義詞。對一部分的人來說，虔誠是向上天獻祭；對另一部分的人而言，虔誠是唱誦禱文。這些是愛的外在表達，但是，當外在表達缺乏內在感受，崇敬只是機械般的行為，只是儀式罷了——虛有其表、缺乏實質，就像空洞的外殼或沒有生命的軀體。然而，一旦有了內在感受——虔誠的態度時，還有必要進行任何的外在表達嗎？

「這就是為何冥想是一種靜默的活動。冥想也是崇敬，是內在的崇敬。在深度冥想中，崇敬不再是一種行為，而是一種存在狀態，是心與生俱有的特質。只有當崇敬的對象內在化，冥想才得以成為崇敬。」

達濟停頓了一下。

「當然，崇拜對象的內在化，並不意味著我們崇敬自己！」他笑著說，「崇敬自己只不過是虛榮，有時甚至可以稱之為褻瀆。相反地，崇敬對象的內在化，意味著我們與內心的神性不斷在加強連結。

「神性無處不在。既然如此，神性也存於我們的內心；既然如此，為什麼還要求之於外呢？我們於內在發現的神性，可稱之為本我或大我。潛入意識的絕對深處，即可發現此內在神性。在那裡，我們會發現意識棲於某種東西之上。我們會發現原來意識是有基礎的，更深入之後，會發現這項基礎有其自身的基礎，在那項基礎之下，便是無限的基礎——也就是本我，所有事物背後的真理。無論它是否具有生命，一切事物背後擁有的都是同樣的真理。然而，本我本身並不存在，也可以說本我是超越了存在與非存在，本我是萬物存在的基礎，支持著一切的存在。本我背後仍有其他事物，但是，透過意識到自己心中這個普遍存在的基礎後，我們得以超越了小我及有限的一切。

「然而，『本我』一詞可能會產生很深的誤解。當我們看到或聽到這個詞，可能會聯想到『自我』或『性格』。瑜伽的『本我』概念，意思是一種普遍適用的特性。**萬物皆有本我，本我是每項事物的心與靈魂**，既非屬於特定的個體，卻又十分地個人化。」

「如果『本我』這個詞這麼容易被誤解，為什麼還要使用它呢？」我問道。

「通常，我不會用『本我』這個詞，」達濟說，「原因正如我剛才所述。但與此同時，『本我』一詞也帶給我們一些重要的概念。它告訴我們，要找到這個普遍存在的基礎，向外尋求是不可能達到目的的，唯有往內探索才可能找到。透過走向自己存在的基礎，我們會找到這個共同的基礎，一切存在的共同特性。正是透過個性，得以發現普遍性；正是透過主觀，得以認識客觀。」

「那，該如何得知自己找到了本我呢？」我問。

「不得而知，」達濟回答，「找到本我就是徹底忘記自己。我們無法意識到自己已經找到了本我，如果還能意識到，就是還沒找到真正的本我，找到的仍只是自我。當我們不再覺察自己在冥想、當我們超越了體驗，真正的冥想就開始了。」

「但您一直提到我們必須體驗神性，而不僅是思考或相信神性。」我說。

「是的，」達濟說，「但說實話，我們從來沒有體驗過神性，只是體驗到神性對我們產生的影響。神性沒有直接作用於我們，但透過它，我們得到了轉化；本我沒有啟發我們，但透過它，我們獲得了啟發。本我沒有賜予我們任何東西，它沒有任何東西可以給出；但由於它，我們收穫了。我們必須超越這一切。為了收穫任何事物去冥想，都不合適。最好的態度是愛與感激，這種態度會隨著時間的推移漸漸養成，這是我們不斷加深與內在本源連結所帶來的結果。我再重申一下，瑜伽慧能傳遞很快就能帶來這種狀態。因此，冥想成了崇敬真正的精髓。

「這樣的崇敬，沒有任何浮誇或是炫耀，沒有語言、形式，甚至沒有概念。簡單地說，這樣的崇敬融化在愛的本質中，使崇敬者與被崇敬者合而為一，甚至連崇敬的概念也消失了。這就是虔誠的最高境界，這種境界會透過冥想練習到來。

「當然，」達濟補充道，「我們也看到許多冥想練習未能導致虔誠，我稱它們為機械式的練習，那只是一種技術，沒有心，只有紀律。

「正如我前面所說，行動、虔誠和知識，這三種方法都是必要的。它們是同張椅子的三隻腳，移除任何一隻，都將使椅子無法作用，而三者結合的加乘效果，則可大於此三者各自效果的加總。這是超凡的！皇道瑜伽便是結合了這三者，因此得以立竿見影，使我們能夠即刻與本我連結。這在第一次冥想中就會發生。在哥拉克薩納塔（Gorakshanatha）所著的《無念瑜伽》（*Amanaska Yoga*），這部非常古老的文獻中，便描述了『本我如王者一般存在於我們的內在』。」

「皇道瑜伽的梵文是『raja yoga』，『raja』的意思就是『王者』。」我說。

「這就是為何這條道路被稱為皇道瑜伽。」達濟說。

「也解釋了何謂滿心。」我說。

「是的，」達濟說，「滿心是皇道瑜伽的精簡版──精簡的意義在於，它對於現代尋求者來說非常高效。放下一切，把睡眠以外的每一刻都花在冥想上，這對當代的尋求者來說，是一種奢望。」

「關於您剛才描述的這些瑜伽方法，我們應該特別關注哪一項呢？」我問道。

「專注於練習，」達濟說，「專注於滿心的三項核心練習：晨間冥想、傍晚清心和臨睡深思。一絲不苟地練習。練習是最重要的，一切都是透過練習來實現的。沒有練習，就沒有行動、虔誠或知識；沒有練習，就沒有瑜伽。只有透過練習才能掌握瑜伽，掌握瑜伽就意味著掌握自己。大師就是這樣的人──已然掌握了自己的人。正如巴布濟所說，『我不是培養徒弟，我培養的是大師。』所以，請持續練習。

「然而，」他補充道，「正是瑜伽慧能傳遞，令滿心練習如此富有轉化力。就像傳說中點石成金的魔法石，即使是最剛硬的心，慧能傳遞也定能將其轉化為上天的聖殿。」

瑜伽慧能

剛開始修習滿心的時候，瑜伽慧能的概念讓我非常困惑。起初，我理智上拒絕接受「慧能」這個概念，因為我先前從未聽說過，也認為它不可能被實現。但後來，我親身體驗到了慧能——這是我身上發生過最美好的事。因此，我努力將自己的世界觀與我的親身體驗連結起來，讓體驗以一種非常有趣的方式改變了我的世界觀。我已經在沒有慧能傳遞的情況下冥想了幾年，能夠清楚感覺到這兩種體驗，有著根本上的差異。

透過慧能傳遞，冥想散發出新的活力。更重要的是，冥想變得富有轉化力。我立刻注意到了自己身上發生的深刻變化。這些變化持續了很多年。當我成為一名滿心培訓員，也學會如何幫助他人進行實現慧能的冥想時，慧能對我來說仍然相當神祕——所有神聖事物都是神祕的。因此，我很想聽聽達濟的闡釋。

「瑜伽慧能是我們這項方法的標誌。」達濟說，「就方法本身而言，滿心與其他方法相比，不過是另一種冥想方法而已。但慧能傳遞絕對是其獨特之處，正是慧能令滿心與眾不同。慧能傳遞是滿心方法的關鍵，正是慧能傳遞，使滿心方法如此強而有力。」

「在許多靈性傳統中，」我說，「傳遞一詞指的是傳播教義的方式。然而，在滿心當中，傳遞有著不同的涵義。」

「神性知識永遠無法被教授，」達濟說，「神性知識是領會到的。當時機到來，真誠的尋求者就會吸收這種知識。在靈性領域，教義成為一種矛盾。在啟蒙之前，任何教義都會被置若罔聞；在啟蒙之後，教義又顯得不再必要。真正的啟蒙不是來自於聆聽啟示，也不是來自於研讀文獻典籍。這些都不能帶來啟蒙。任何對靈性啟蒙狀態的描述，都無法為另一個人帶來同樣的狀態，無論這種描述有多麼傳神。而在導師和尋求者之間，有一種心的共振。啟蒙狀態就像點燃的蠟燭將火焰傳遞到另一支蠟燭。導師觸發了這種共振，並透過這種共振，在學生身上進行啟蒙。」

「究竟什麼是慧能傳遞呢？」我問道。

「對於世俗世界中的傳遞，我們並不陌生。」達濟說，「我們可以傳遞聲音、傳遞語言，還可以傳遞許多事物。透過瑜伽慧能傳遞，我們傳遞的是靈性本質。慧能傳遞是從原始本源散發出來的聖流，沒有任何事物比慧能更加精純，稱為上天的精華，也並無不可。」

「所以，慧能並非源於傳遞之人。」我說。

「是風扇產生了吹向我們的空氣嗎？」他回答道，「我們一直被空氣包圍著，但除非有風，否則我們不會注意到；同樣地，我們往往不會注意到自己生命中存在的神性，儘管神性包圍，且全面地影響著我們。然而，隨著慧能傳遞，神聖的存在變得精妙靈動。神性能量在運動，從『我』轉向『我們』，並轉向我們的內在。就像樹葉在風中翩翩起舞，我們的心開始與神性的流動共振。」

「導師在其中發揮著什麼樣的作用呢？」我問道。

「導師就像一個風扇，」達濟說，「作用是開啟這項運動。慧能不屬於導師，他並不擁有慧能。沒有任何人能夠擁有慧能！慧能是本質的精華。在梵語中，我們稱之為『pranahuti』。讓我們來看看這個詞。『pranahuti』來自兩個字根：『prana』和『ahuti』。在傳統意義上，『prana』意味著『生命力』，但人們通常會理解為『呼吸』。如果將它看作是『至高』的呼吸，才是正確的理解。」

他停頓了一下。

「你看，慧能傳遞利用了生命最精微的本質，」他說，「我們可以更進一步，將慧能稱為精華之精華。慧能的精妙無法言喻，等同於神性。

「然而，問題來了。這種本質難道不是已經存在於我們的內在嗎？內在已經有了一個實體，為我們源源不斷地提供存在的動力。」

「靈魂。」我說。

達濟點了點頭。「你知道的，」他說，「在印度，夏天非常炎熱。土地變得乾旱，樹葉開始枯萎，整棵樹看起來快要枯死了！然而，樹根從大地吸收的水分和養分，卻恰好得以維繫生命。當雨季終於來臨，樹木便真正地活了過來，甚至看起來像在舞蹈！它們是如此精神煥發、充滿活力。

「正如一棵樹是透過根系吸收水分及養分，我們也是不斷從靈魂中獲取營養。當我們第一次接收到慧能，就像是在甘霖中起舞的樹木，我們的生命散發出新的活力——一種難以想像的清新！我們在真正意義上被注入了新的生命。

「現在，讓我們來看看梵文『pranahuti』的另一個字根：『ahuti』。『ahuti』的意思是『提供』，也意味著奉獻。還記得吧，『prana』是精粹、基本的生命力，那麼現在我們就明白了，慧能傳遞，或『pranahuti』，就是提供純粹的精華。

「為誰提供呢？為我們提供。至高本源將自己奉獻給我們每個人。這讓我想起在基督教中，上帝也是為了所有人犧牲、奉獻自己。因此，我們可以將慧能傳遞理解為一個過程，一個至高本源將自身精華注入我們心中的過程。我們的工作變得更加容易，無須像古往今來的許多靈性尋求者那樣遁入叢林，也不必攀登陡峭的山峰。正如俗語所說：『山不向默罕默德走來，默罕默德就必須向山走去。』自古以來，靈性尋求者不斷進入深山密林，在那裡經受苦難、奉獻犧牲。為了尋求神性，他們承受了巨大的痛苦，放棄了許多事物。但是，有了慧能傳遞，就是至高在做出犧牲，山確實來到了我們面前，為我們非凡的靈提供了進步的動力。」

「怎麼會這樣呢？」我問。

「當更高的力量作用於我們，我們就不必再依靠自己有限的力量。」達濟說。

「想像一下，潛水員背著氧氣瓶，所以能夠在水下呼吸，這是僅依靠他自己無法做到的。這能讓潛水員潛入海洋深處，在水面下停留更長時間。同樣地，我們透過慧能傳遞所能夠達到的意識層級，如果僅依靠我們自己，通常需要數年，甚至是數十年才能達到；甚至還有一些關卡，僅靠我們自己幾乎無法企及，慧能卻讓我們順利通過所有關卡。

「靈性旅程的某些階段，對尋求者來說極具吸引力。這些階段充滿了喜悅、平和與極樂。事實上，這些階段非常引人入勝，會讓我們很想停留在那裡，徹底放棄靈性旅程。但這就像年復一年待在學校裡的同個年級，如此就不會有成長了。不幸的是，許多尋求者就像這樣迷失，而慧能傳遞永遠不會讓這種情況發生。

「有些階段非常奇妙，我們會認為再也沒有比這更高的成就，我圓滿了！但是，總還有更多的東西在等著我們！畢竟這是一個無限的旅程。在無限的旅程中，我們所走的道路本身就是目標。無限的旅程就是一步接著一步，持續成長。慧能為我們提供了成長的動力。慧能傳遞的確會在適當的時候，將我們從一個階段中拉出來，並把我們推進下個階段。慧能傳遞發揮了保護的作用，以防我們停滯在旅途中，否則我們可能會在某些地方停留很長的時間，甚至可能永遠停在那裡。」

「永遠？」我說。

「你看，每個階段都是無限的。」達濟說，「例如，在數學中，一條線可以沒有起點也沒有終點，兩端都延伸至無窮遠。但真的是無窮嗎？這只是一條線而已，是一維的。與此類似，也可以用這種一維的方式展開無限的擴展。當我們停止前進，當我們對已經取得的成就感到滿足，所發生的情況就是如此。」

「停滯會對我們產生什麼影響呢？」我問道。

「變得失衡。」達濟說，「正如每個國家都有自己的習俗，靈性旅程的每個階段，都有屬於那個階段的特性，有它自己的基本特質。在一個階段停留的時間越長，就會吸收到越多那個階段的基本特質。在一個階段停留一段時間，吸收那個階段的一些精髓是好的，但得適可而止，如果待得太久，成長就會失衡。這就像我們去了學校卻只修一門課，即使會解天文物理的題目，卻不懂得閱讀，那又有什麼用呢？我們在同個階段中持續成長，但我們確實就停在這個階段了。**我們只是在一個維度、一個方向上成長，這不是全面的成長。這不是進化，而是極端。**」

「慧能傳遞可以防止這種情況發生。」我說。

「是的，」達濟說，「慧能可以讓我們在任何情況下持續前進，加速我們的旅程。如果沒有慧能，我們將不得不付出極大的努力，並且需要經過極其漫長的時間，才能由一個階段進入下一個階段。傳統上認為，靈性旅程十分漫長且艱難，原因就在於此。在印度神話中，我們會看到一些故事描述有人冥想了幾千年。如果我們相信這些故事，還會願意踏上靈性旅程嗎？還是有很多人會願意。靈性歷史上充滿了虔誠的尋求者歸隱森林、洞穴和山頂的故事，在那裡，他們為了獲得靈性開悟而經歷極端的苦行。在印度，人們普遍認為，為了達到至高境界，人必須經歷艱難困苦。

「我也曾有過同樣的想法。青少年時期，我受到羅摩克里希納（Ramakrishna

Paramahansa）及其徒弟辨喜大師（Swami Vivekananda）的啟發。十九世紀末，辨喜大師穿越整個印度——大多是徒步——在所到之處傳播他那啟蒙心智的資訊。一九七六年五月，在我十九歲時，我決定跟隨辨喜大師的腳步，離開家鄉雲遊四方——在印度，這樣的人稱為『托缽僧』。但與辨喜大師不同的是，我沒有任何資訊可以傳播。我仍在探索著靈性啟蒙，只不過是個尋求者。

「在古吉拉特邦的納爾馬達河岸邊，我在一座古寺的遊廊遇到了一群托缽僧。那時我對托缽僧的生活一無所知。一位垢面蓬頭的老人家似乎是這群人的領袖，苦行生活使老人家顯得消瘦虛弱。老人家向我打招呼，問我在那裡做什麼。我告訴他，我在尋求一些這個世界無法提供的東西。

「『你會找到上天的，但不是這樣找。』這位年邁的托缽僧直率且真誠地說道。

「事實上，老人家向我傾吐了他的心聲，他對自己走上這樣的人生道路充滿了悔恨。老人家告訴我他年輕時是如何離開家，他沒有通知任何人，沒有人知道他發生了什麼事，他就這樣消失了。

「『我再也沒有見過我的家人，』他說，『我的妻子……我不知道她後來怎樣了，也不知道孩子們後來怎樣了。』

「老人家被這些悔恨困擾，對於自己的道路不再抱有幻想。歷經多年的流浪和乞討，他的靈性目標仍然遙不可及。他的尋求是誠摯的，但你看，他走錯了方向。事實上，他幾十年前考慮過回家，但無顏面對家人。

「老人臨別時的話語，如今仍然在我耳畔迴響：『你這樣是不會找到上天的！』」

「這樣的生活您過了多久？」我問。

「大約六個小時。」

我忍不住大笑起來。我以為達濟當時在印度鄉野遊蕩了幾個星期，甚至幾個月。

「您第一次體會到慧能傳遞是什麼時候？」我問。

「一九七六年八月十二日。」達濟說，「當時，我住在藥學系的宿舍。我有時會嘗試冥想，但真的不知道該怎麼做。我會坐在床上，努力思索深奧的念頭。我的一個同學觀察了我一段時間後，說，『嘿，葛木雷什，我帶你去見個人吧，她會告訴你如何正確地冥想。』其實他說得很粗俗，他說：『我認識一個女的，她能讓你進入迷離狀態。』他帶我去見的原來是一位老婦人！而『迷離狀態』呢，其實就是三昧，波顛闍利的《瑜伽經》中的第八肢。通常人們認為，三昧是一個極其高深的境界，需要花費數年才能實現，但有了慧能傳遞，即刻便能達到。

「我仍然記得，當我去到這位女士的家中，她是多麼熱情地歡迎我。她問我為了什麼而來，我說了自己先前與托缽僧交流的經歷。她說，『上天確實就在那些托缽僧們漫遊的深山密林裡。神性無處不在。但既然無處不在，神性也就存在於我們的內心，為什麼還要去其他地方尋找呢？』」

「我被這句話打動了。這位女士邀請我和她一起冥想，在這次冥想中，我第一次接收到了慧能傳遞，讓我彷彿脫離了人間！在此之前，我從未體驗過這樣的情況。這給我留下了極其深刻的印象。接著，她更令我感到震撼——冥想結束後，她眼中含著淚水，感激我來見她。想像一下，老師居然在感激學生！我突然想到，自己從未見過如此謙卑之人。當我第一次見到巴布濟時，我再次經歷了同樣的震撼，巴布濟就是她的師父。

「那麼，像我當時那樣的新人，如何能在第一次冥想時就體驗到三昧呢？這正是由於慧能傳遞。沒有慧能，我們甚至難以掌控自己日常的平凡意識。我遇過許多經驗豐富的冥想者，即使經過多年練習，他們仍覺得冥想十分困難。我希望他們一生中至少能體驗到一次慧能傳遞。慧能可以讓我們超越平凡的意識。你看，我們的意識得到了提升。意識被聖化了。」

然後達濟笑了，「當然，這時你要學會如何去運用被聖化的意識。這又是另一件事了！」

他停頓了一下。

「我們也利用慧能在尋求者身上塑造高尚的特質。在這裡，我再次想起了波顛闍利的《瑜伽經》。八肢瑜伽中的第二肢，被稱為遵行。拉喇濟（滿心傳統的第一位大師）對遵行有著一個有趣的看法，他將遵行定義為『注入高尚的特質』。這正是我們透過慧能傳遞達到的目的。

「既然談到了《瑜伽經》，值得一提的是，慧能傳遞也能夠幫助我們完成八肢瑜伽中的第四肢。」

「制氣。」我說。

「你看，大多數人認為，制氣只是一項呼吸練習。」達濟說，「這就是為何人們通常將『prana』一詞與呼吸連結起來。但制氣有著更深遠的意義。制氣一詞的梵文『pranayama』，由兩個字根組成：『prana』和『ayaama』。我們已經討論了『prana』的傳統涵義，即生命力；而『ayaama』的意思是『擴展』。」

「因此，『制氣』一詞的意思就是『擴展生命力』。」我說。

「沒錯，」達濟說，「究其本質，制氣與呼吸無關。每當我們接收到慧能傳遞，就是在接受至高力量進入我們的心。至高的力量由心開始擴展，遍及整個身心系統，『擴展生命力』。這便是瑜伽慧能傳遞實現制氣的方式。」

「這也解釋了為什麼呼吸練習不是滿心練習的一部分。」我說。

「是的，我們已經有了慧能傳遞，制氣就顯得多餘了。」達濟說，「但這並不意味慧能傳遞和制氣是相同的。」

「我曾經讀到，羅摩克里希納向辨喜大師傳遞了自己的靈性財富。」我說。

「是的，」達濟說，「確有其事。辨喜大師也能進行慧能傳遞，但他從未提及。還有其他的例子，例如，蘇菲派也有一些慧能傳遞的線索，被稱為注視（tavajjoh）；藏傳佛教也曾提到慧能傳遞；某些瑜伽文獻中也曾提到，例如《瓦西斯塔瑜伽》。慧能傳遞並不專屬於任何一條道路，就像上天並不專屬於任何一項宗教。如果一個人完全融入本源，就可以提取神性精華，並將其分給其他人。

「但這樣的人物極為罕見。像我師父這樣偉大的人物，在歷史上寥寥無幾。你看，如果一位大師沒有完全融入原始本源，仍然可能進行傳遞，但他們傳遞的又是什麼呢？只是他們自己有限的存在狀態，他們並沒有連接到高於自身的事物。即使順利連接，他們的傳遞也會受到局限，因為他們並沒有將自己融於上天。」

「這種局限會阻礙慧能傳遞的功效。」我說。

「當然，」達濟說，「你看，當處於最深的三昧時，我們的狀態類似於降生之前的原始狀態。那時，沒有運動，唯有靜止。在那種靜止中，蘊藏著巨大的潛力和能量。當那種潛能開始啟動，我們將它定義為原力——原始的力量。慧能傳遞就是那種原力。只有原力才能把我們帶回原始狀態。

「事實上，比『原力』更為精確的詞語是『無力之力』。你看，慧能傳遞帶來效果，但不會引起反應。通常，力會引起反應，但不會有效果。當我們斥責某人時，他會作出反應，但能夠產生效果嗎？強烈的責罵能改變一個人嗎？力總是會引起反應，但只有愛，才能在不引起反應的情況下帶來效果。由於有慧能——這種愛之力、無力之力，我們才能重獲與本源合一的初始狀態，這正是瑜伽的定義。」

「那麼，為了達到至高狀態，我們接收的慧能傳遞，就必須來自於至高的層面。」我說。

「是的，」達濟說，「只有那些進化到與至高狀態合一的人，才能以瑜伽慧能傳遞的形式啟動我們的內心本源。對此，拉喇濟進行了一項重要的創新。他發現了一種方法，透過這種方法，一個完全融入本源的人，可以進一步培養他人成為傳遞慧能的載體。這一發現讓我們能夠在世界各地擁有數千名志願者成為滿心培訓員，他們每一位都代表著大師進行慧能傳遞。

「所以，滿心培訓員是大師傳遞慧能的通道。」我說。

「是的，」達濟說，「大師培養有意願的志願者，藉由他們完成志業。就算是一位冥想新手，也能夠成為培訓員。培養志願者的大師，讓志願者也能夠進行慧能傳遞，而且所進行的慧能傳遞和大師完全相同。

「在我看來，這是靈性歷史上顯著的進步，就算是初學者，所進行的靈性工作也能高度進化到與大師無異。而大師也是這個過程中的一個通道，因為這其實是大自然的進化過程！慧能傳遞是大自然演化與人類協同工作的其中一個面向。」

「這樣的話，我們應該可以自動接受慧能傳遞，而不需要進行冥想？」我問道。

「一個農民想從降雨中受益，他必須先開墾自己的田地。」達濟回答道，「大自然就是如此，因此我們必須調整自己以適應大自然。這就是我們修習的原因。」

「神性推動力透過什麼方式傳遞到我們心中？」我問道。

「你的意思是？」達濟問。

「以聲音為例，」我說，「傳遞聲音需要透過能夠產生振動的媒介，如空氣或水。慧能的傳遞需要透過某種媒介嗎？」

「在《瓦西斯塔瑜伽》中提到：『能夠透過視覺、透過語言、透過觸摸，向徒弟注入神性並啟發徒弟的人，是真正的大師。』」達濟說，「在許多瑜伽故事中，我們聽說過這樣的情況，大師只瞥了徒弟一眼，便能使徒弟開悟。在蘇菲派傳統中，祭司會輕輕觸摸修習者的胸膛，以便為修習者的心注入靈性能量。但在我們的道路中，我們不會使用以上任何一種方法。我們沒有身體接觸，不需要大師或培訓員注視我們，也無須進行交談。在滿心的方法中，慧能傳遞的流動無法被看見——但能夠感覺得到！慧能傳遞的媒介是意念。你看，培訓員只是想著要進行慧能傳遞，慧能就已經開始流動。但有時，慧能會自動流動，培訓員甚至不曾起心動念。在這種情況下，慧能傳遞的媒介是什麼呢？無論如何，事物只有在需要前往另一個地方的時候，才需要媒介，但慧能傳遞能在瞬間抵達目標。即使是光也不能即刻傳播。如果慧能傳遞可以在頃刻間抵達任何地方，這就表明它的速度必須是無限的。慧能傳遞之所以具有無限的速度，是因為它直接來自於無限的本源，而本源同時存在於所有地方，並非僅存於特定之處。」

透過與滿心培訓員（也稱為導師）一起冥想，尋求者開始自己的滿心練習，培訓員為他們啟動慧能傳遞。這樣的冥想課程被稱為打坐。打坐可以當面進行，也可以遠距進行，培訓員和修習者可以同時在不同的地點進行冥想。

培訓員的引導不僅是入門打坐，入門後仍然可以繼續與培訓員進行打坐。在理想狀況下，尋求者應該每個月都和培訓員一起進行幾次打坐，這樣做的目的，是為我們自己提供接受慧能傳遞的機會。這是對我們日常個人練習的補充。日常練習有助於我們消化、吸收在打坐中接收到的慧能。

被選擇成為培訓員，非取決於個人進步的快慢，而是服務意願，以及對滿心方法的了解程度。培訓員的修為不需要比所服務的尋求者更為高階。培訓員是執行服務的志願者，他們和任何尋求者一樣，必須每天練習，並定期接受其他培訓員的打坐訓練。

「我想說，這麼多被授予慧能傳遞能力的培訓員，在靈性歷史上是前所未有的。」達濟說，「過去，慧能傳遞是隱祕的，這是一門極為深奧的技能；如今，慧能傳遞免費為大眾服務。慧能傳遞在以前一直被隱藏起來，並不是因為那些有能力進行慧能傳遞的人自私。只是今日的模式不同，人類的進化階段也不同。在現代，慧能傳遞必須被更多人了解，而滿心正致力於滿足這一需求。為所有人類服務，是滿心存在的理由。

「靈性服務必須是無私的。我們永遠不會對慧能傳遞收費，那將是一種褻瀆。巴布濟過去常說，他得到的一切都未曾花費一分一毫，所以，他也將免費給出他擁有的一切。上天是不能出售的。上天是無價的。如果上天可以出售，我們要付多少錢呢？如果能付得起，我們為什麼還需要上天呢？如果任何人要求你為靈性服務付費，就這樣反問他。

「我的夢想是讓所有的靈性運動團結起來，從慧能傳遞中受益。我經常說，沒有必要離開自己的宗教或靈性傳統。慧能傳遞是面向全人類的。無論我們的宗教或文化為何，都能在慧能的幫助下進行冥想。無論是基督徒、穆斯林、猶太教徒或佛教徒，慧能傳遞只會增強其信仰。信仰是親身體驗的結果，而慧能傳遞能帶來體驗。

「然而，**無論我們如何高度讚揚慧能傳遞，也只能透過直接的個人體驗真正領會**。言語永遠無法說出它的精髓。試圖用智力去領悟慧能傳遞，就像試圖用智力去了解桃子的味道。有沒有可能將吃桃子的體驗，傳遞給那些從來沒有嘗過的人呢？我們可以描述桃子的形狀、顏色、質感和氣味，但除非親口品嘗，否則永遠都無法知道桃子究竟是什麼滋味。

「因此，我建議採取一種科學方法，親自測試慧能傳遞的效果：做一個慧能傳遞的實驗。

「在藥物研究實驗中，志願者會被分為兩組：研究人員給其中一組服用真正的藥物，將另一組指定為對照組，給他們服用安慰劑。透過比對，研究人員能夠評估新藥相對於安慰劑體現出的有效性為何。

「在我們的實驗中，沒有慧能的冥想是安慰劑，或者說是對照組。透過沒有慧能的冥想，我們可以體驗冥想本身的效果。實驗的下一步是，聯繫一位滿心培訓員，在慧能傳遞的幫助下進行冥想。先進行沒有慧能的冥想，再進行有慧能的冥想，我們就能夠比較這兩種體驗的差別。

「對於我所說有關於慧能傳遞的任何描述，希望人們都不要盲目相信。**請親自試試看，得出你自己的結論。**」

第二部

修習滿心

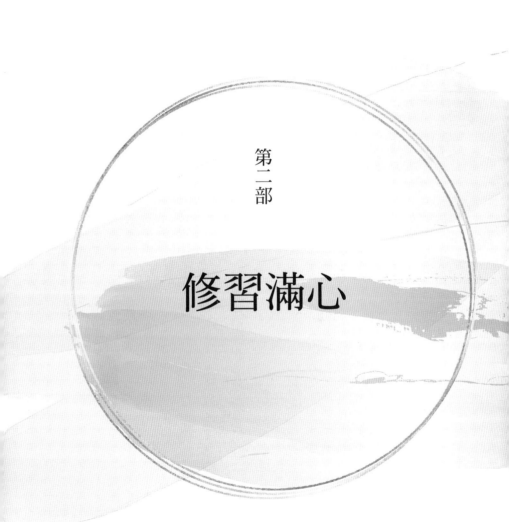

第三章　冥想

滿心冥想，只需要每天在固定的時間和地點，舒舒服服地坐好，以心中神聖的光進行冥想。對我來說，日常冥想帶來了清晰、輕盈、靈感以及觸動內心的喜悅。儘管十五年來我幾乎每天都以這種方法進行冥想，但與達濟的討論依然為我開啟了新的維度，在練習中得到更進一步的提升。

何時何地進行冥想

剛開始練習滿心的時候，我會按自己的需要隨時隨地進行冥想。當時，我並不重視冥想的時間和地點。隨著生活更加忙碌，我開始將冥想列入每天的行程表。隨時進行冥想，與固定時間進行冥想，二者之間的差異無比顯著。不久之後，我不得不將冥想時間調整到清晨，以至於讓我的冥想有了質的飛躍！

多年以後的現在，我希望達濟能解釋一下這些體驗背後的原理。

「冥想的最佳時間是何時？」我問。

「當下。」他說。

「確實，但是否有些時間比其他時間更適合呢？」我問。

「有不適合冥想的時間嗎？」他回答道，「其實，我不太願意對這類型的問題發表評論，不想讓這件事情變成教條，這樣反而會剝奪大家親自發現真相的樂趣。」

「我理解，」我說，「但我認為，了解最佳的練習方法還是有益的。」

「好的，老闆，聽你的。」他笑著說。「關於冥想的時間，前人給我們留下了很多智慧的見解。但我是一個務實的人，所以依我之見，人們應該在自己最不受打擾的時間進行冥想！我們如此忙碌，不可能總在最理想的時間冥想。諸多家庭義務，如撫養孩子、上班……這麼多的事情要處理，時間的選擇尤為重要。其中一個解決辦法是在清晨進行冥想，這個時段沒有太多事情占據我們的時間和注意力。但如果我們願意冥想，那麼無論如何都會去做。

「你看，虔誠的冥想者永遠不會說，『哦，我今天沒空冥想。』假設你對朋友說，『我方便的時候才能和你見面。』換句話說，你認為個人的便利比你們的友誼更重要。冥想也是一種約會，是與本我的神聖約會，即與內心的朋友會面。」

「但現代人如此忙碌，」我說，「很多人都跟我說，他們沒有時間冥想。」

「這讓我想起一件往事，」達濟說，「有一次，印度政府的一位高級官員與巴布濟會面。這位官員對冥想有些興趣，卻說自己沒有時間練習。巴布濟便向他提了一個問題：『還有人比你更忙嗎？』

「『當然，』這位官員說，『總理就比我更忙。』當時印度的總理是英迪拉・甘地。

「巴布濟回答說，『那就請用她的忙碌減去你的忙碌，把差額的那些時間用來冥想吧。』」

「如果冥想對他來說真的是首要事項，他就不會抱怨自己有多忙，而是總會想辦法挪出時間去做。相比之下，教我冥想的那位女士對於冥想，可以說是如飢似渴，儘管她面對來自家人的諸多反對意見，而且是十分強烈的反對！那麼她如何應對呢？每天她都比其他人更早醒來，躺在床上冥想，假裝還在睡覺。有時，她還會假裝在上廁所，在洗手間冥想。你看，由此可見，冥想是她生活的重心。如果我們對某件事充滿熱情，總是會找到解決辦法的，俗話說，『愛是關不住的。』

「忙碌的人也應該明白，冥想能夠為生活帶來許多捷徑。通常，我們會在各種努力奮鬥中耗費大量的時間和精力，有時會成功，有時則不然。有人花費多年追逐一份感情，最終另一方選擇不回應；也有人用盡時間嘗試建立事業合作案，最後卻無功而返。從一開始就了解真實情況的話，不是更好嗎？冥想提供了一定程度的洞察力，讓我們看清真實境況，少走許多彎路。

「所以，冥想其實幫我們節省了大量的時間。甚至可以說，**時間越少，冥想就越重要**。如果我們每天在固定時間冥想，哪怕只有五分鐘，都是非常有益的。所以一定要冥想——特別是當我們覺得時間不夠用的時候！」

「所以，您建議在固定時間進行冥想。」我說。

「我們得在自己的練習中培養自動化。這意味著我們應該每天在同一時間、同一地點進行冥想——無論具體是何時。讓它成為我們的第二本性。冥想應該是如此自動，以至於我們不需要刻意為之。」

「為何規律如此重要呢？」我問。

「看看大自然的運作，」達濟說，「節奏始終如一，日升月落、季節更迭、潮汐漲落，一切都有著絕對的精準、一致的節奏，和完整的規律。我們的生活也受到自然節律的支配。當我們與大自然同步，生命之舟將順勢而行；否則，生活就像是逆流而上，充滿掙扎。

「以睡眠週期為例。如果每晚在同一時間睡覺，那麼一碰到枕頭就會睡著，不會有任何睡眠困擾。同樣地，如果每天在同一時間冥想，它就會自動發生。如此自然，任何精力都無須耗費。

「前輩們發現，一天中的某些時段尤其有利於冥想。他們將這些時間稱為『交會點』。之所以稱為交會點，因為這些都是一天當中時段交接的時刻。在這些時刻，大自然會達到一種平衡狀態，在這些平衡時段進行冥想，我們便能夠吸收這種平衡，讓平衡成為我們的天性。這些交會點分別是：黎明前一個小時、正午以及傍晚。對我來說，正午是最好的，帶來的效果就像火箭一般！」

「您說的是太陽的正午還是時鐘的正午？」我問道。

「我只是說正午！」達濟笑著說。

「對我來說，在日出前冥想要好得多。」我說。

「這就是為何我鼓勵大家自己去測試不同的時段，」他說，「日出前冥想和正午冥想，會有什麼區別？然後，再於完全不同的時間進行冥想，比較不同的效果，直到找出最適合自己的時間。

「也不要太死板。比如，如果生活在北極圈，永夜持續六個月，永晝又持續六個月，如何在黎明前冥想呢？又或者，在斯堪地那維亞半島的部分地區，日出得很早、日落得很晚，如何在黎明前冥想呢？**最重要的是規律**。在以上的建議時間進行冥想固然很好，但是相較於規律地進行冥想，時間反而是次要的。

「而**固定的冥想地點，則與固定的時間同樣重要**。當我們進入廚房，就會想到食物，即使不餓，也會忍不住想吃點零食。那麼，如果專門在一個固定的房間進行冥想，會怎麼樣呢？我們一坐下來，就幾乎已經在冥想了。反之，如果每天在不同的地方冥想，就必須花時間適應，即使干擾極其細微，新的環境也會令人分散注意力，冥想就不如在固定地點那般深入。

「此外，我們的思想、情感和行動會在環境中留下痕跡。進入任何地方，我們都會產生某種感覺，並與之產生共振。例如，有些人一進入醫院，便會立即覺察到某些氛圍，可能會感覺周圍很沉重，有種揮之不去的悲傷，空氣中瀰漫著憂慮。

「許多年前，我想在紐約開一家新藥局。員工找到一個不錯的地方，就在醫院旁邊（通常是開設藥局的好地方），屋主也願意低價出售。我還沒親自去看過，就幾乎準備成交，但我還是去看了看，一進去，就覺得有點不對勁。過程中，我去了洗手間。一進到那個空間，我就立即感受到干擾，有種無助感和巨大的悲傷。我感覺有個靈魂在那裡徘徊，於是我轉身離開了。但即使走了出來，我還是被一種只能用呼救來形容的感覺纏繞。後來，我讓員工去了解那裡發生過什麼事。結果發現，那裡不久前才發生一起命案。

「思想和行動的影響會停留在一個地方。透過反覆在同個地方冥想，我們得以在那裡營造出一種特殊的氛圍——冥想的氣氛：輕盈、微妙且純潔。平和與神聖瀰漫整個空間，可以說將它變成了一個聖潔之地。當然，所有的地方都是聖潔的！所有的氛圍都是神聖的——除非我們以自己的思想、情緒和行動破壞了環境中的氛圍。這就是為何我們應該避免在進行冥想的空間進行其他活動。」

「但不是每個人都能在家裡預留一個房間來冥想。」我說。

「一個角落專門留作冥想之用也未嘗不可，」他回答，「這就好像貓總是在同個地方打盹。」

「正如冥想有適合的時間，也有適合冥想的空間嗎？」我問道。

「選擇沒有干擾影響的環境，」他說，「例如，沒有人會喜歡雜亂紛擾的地方。當周圍環境混亂時，我們的意識就會反映出這種煩擾。如果外在環境一片混亂，內在的干擾往往會加劇。一個雜亂骯髒的房間，確實會影響我們。試想，如果衣服散落一地，書本橫七豎八地攤開，水槽裡堆滿油膩的碟碗，我們能好好冥想嗎？最好選擇一個閒置、開闊的空間，只擺放椅子或軟墊。**外在環境應該有利於冥想**。要知道，冥想是一種內在的活動，周圍環境不應該有任何事物將我們的注意力拉向外。但隨著不斷進步，我們也會培養出不受周圍環境干擾的能力。例如，剛開始如果有事物干擾我們的冥想，我們往往會因此憤怒，但隨著時間的推移，外部干擾只會讓我們更加深入自己。

「當然，時間和地點並不是影響冥想的唯一變數。每天，我們都會受到許多因素影響我們的情緒。『為什麼我今天感到情緒低落呢？』可能是我們與所處的環境、遭遇的事件、做過的夢、吃進的食物或健康狀況間的相互作用。在經歷了雜亂的一天之後，我們難免會受到影響，如果這時回到家就進行冥想，可能無法像早上剛起床時那樣容易。畢竟清晨時，我們尚未受到任何影響，就好比一張白紙。

「所以，我希望大家親自去嘗試。飯前或飯後冥想，會有不同的感受嗎？沐浴前或沐浴後冥想，會有不同的效果嗎？對於這些話題，已經有過很多討論和記載。也有人說，我們應該只在沐浴後冥想，那麼，簡單洗漱後就進行冥想，又會怎麼樣呢？這樣就足夠了嗎？請親自嘗試並見證，得出屬於你的正確結論。」

冥想的姿勢

在遇到滿心冥想之前，我也嘗試過一些其他冥想方法。暫且不論這些方法之間的差別，它們都有一項共同點——非常重視姿勢。我在冥想之旅的早期，曾一直以為，只有確實熟悉冥想姿勢，才能夠深入冥想。因此，我花了很多精力去注意自己的姿勢，也期待有一天姿勢會成為自己的第二本性，以至於再也不用去刻意關注。

剛開始練習滿心時，有一次我問滿心培訓員，應該採用什麼姿勢，她看著我說：「感覺舒服的姿勢！」我有點驚訝。不久後，我遇到一些當地的滿心修習者，再次出乎我意料之外。我發現他們在冥想時，並沒有嚴格遵照特定的姿勢。大多數人盤腿而坐，有的人則是坐在椅子上，大家看起來都沒有僵直拘束。每個人都以自然的方式坐著。再後來，我也很少聽到滿心修習者談論有關坐姿的話題。所以，我決定向達濟請教。

「理想的冥想姿勢是怎麼樣的呢？」我問道。

「要回答這一點，就得深入探討冥想更核心的目標。」他說。

「我們在冥想中要做什麼呢？進入內在，走向我們存在的核心。在深入冥想之中，我們與本源相遇。我們融化、消解於本源之中，並與之結合，即與本源合而為一。這種合一代表了瑜伽的真正狀態──回歸到我們起始的源頭。因此，瑜伽代表的是分解原則。回到創世之前的時刻，一切都彙聚成一個奇點。在這個奇點中，沒有任何活動。這就是為何瑜伽的狀態是完全的內心安寧。

「在生活中，還有另外一種相反的運動，將我們引往外在，遠離我們的核心。這種往外的運動代表創造原則，是一種正面的原則。

「然而，請看清創造的時刻同時是分離的時刻，我們就是由這一刻起從本源分離。母親分娩誕下嬰兒，誕生是創造性的行為，卻也意味著分離。在此之前，母親和嬰兒是一體的。母親進食，嬰兒也會進食，他們的存在緊密相連。嬰兒出生後，與母親一分為二，成為兩個截然不同的個體。

「同樣地，當靈魂進入存在，也正是靈魂從本源中分離出來的時刻，第一次失去了合一。我們第一次體驗到不完整、體驗到不滿足，某些宗教稱之為『墮落』。透過冥想，我們重新進入合一和寧靜的狀態，重新回歸到我們的起源和共同存在。

「許多人認為，我們只有在死後才能回歸本源。然後還有一種聲音，即邏輯，它告訴我們，回歸本源的唯一方法就是時光倒流！這兩種說法都不正確。透過冥想，此時此地，我們在有生之年就得以實現合一。掌握瑜伽就是超越死亡和時間的限制。在瑜伽狀態，創造和分解得以同時體現，二元對立不復存在。我們既活躍又靜止，既受制於時間，也亙古永恆。

「這種狀態會隨著冥想的深入出現。你可能會納悶，這和姿勢有什麼關係？但深度冥想正是由姿勢開始。冥想時採取的姿勢可以幫助我們轉向內在，讓我們走向自己的中心。反之，姿勢也可能成為阻礙。」

「我們之前討論過波顛闍利《瑜伽經》的八個步驟。最後四步——制約、內省、禪那、三昧——展現了我們深入冥想的過程。我們從制約開始，轉向內心，經過內省和禪那，在心中停留。最後，進入三昧，開始融入本源。

「波顛闍利的第三個步驟是體式，也就是姿勢。為了找到最佳姿勢，我們得考慮何種姿勢最有利於制約、內省、禪那和三昧。我們在冥想中做的第一件事，是讓自己轉向內在。這就是制約。此時，身體應該發揮助力。如果我們大睜著眼、攤開手腳、隨意伸展雙腿，恐怕不能幫助我們進入內在。這樣的姿勢會令人更傾向於外在。為了達到制約，身體必須處於一種收束的姿態。

「當然，這是個人體驗。因此，請兩種方法都試試。開展四肢進行冥想、收束四肢進行冥想，親自體驗其中的差別。」

「我已經實驗過了。」我說。

「你發現了什麼呢？」他問。

「正如您所說，展開四肢時，更難真正進入內在。」

「這就是為何傳統的冥想姿勢是雙腿交疊的坐姿。」達濟說，「雙手的位置也很重要。理想情況下，應該手指相扣交握，或將一隻手疊放在另一隻手上。此外，冥想時要閉上眼睛。」

「有些方法是睜著眼睛冥想的。」我說。

「古代文獻將感官描述為開啟覺知流動的大門，」達濟說，「視覺是最突出的感官功能。我們傾向於關注自己看到的東西，因此，關閉視覺之門有助於將意識重新定位於內在，這就是制約。從體式和制約出發，再進行其他步驟：內省、禪那和三昧。

「在三昧中，我們進入與本源合一的狀態。從本源吸取精微的能量流，四肢收束的坐姿形成一種回路，讓湧流在身心系統中流動、在肢體間循環往復。如果四肢沒有相互接觸，回路就會被斷開，湧流就會溢出而白白浪費。」

「如果本源是無限的，那麼，浪費一點能量又有什麼關係呢？」我問道。

「有一次，」達濟說，「在我和查理濟（滿心傳統的第三位嚮導）的討論中，他提到，『葛木雷什，想賺多少錢都可以，儘管去賺吧。但是，花錢要明智！』查理濟的說法中隱含著另一層意思：如果我們能夠明智地花錢，還需要那麼多金錢嗎？當我們真正珍惜資源，就會充分利用、節約和保護。在冥想中，我們獲得的是至高的資源，是神性的精華！所以我們應該不會希望它被浪費。最真摯的感激是善用所得。姿勢可能看起來微不足道，但在這一方面，它得以鞏固我們與本源的連接。

「如果無法做到盤腿，也不用擔心，沒有關係。坐在椅子上，雙腳自然垂地，在腳踝處交疊——一隻腳放在另一隻腳上面。這樣也可以有部分盤腿的效果。但如果膝蓋不好，就不要採取這個姿勢，可以在腳下放一小塊軟墊來代替。任何不導電的材質皆可，這樣有助於防止能量流失。」

「這方法我還是第一次聽說。」我說。

「古人往往會在獸皮上冥想，」達濟說，「因為皮毛不導電。但其他材料也同樣有效。如果羊毛或絲綢的織物讓你感覺更舒適，也可以。木板、地毯或軟墊都可以。」

「坐在沙發上怎麼樣呢？」我問。

「可以，沙發或椅子都沒問題，」他說，「只要材質不導電就可以。」

「冥想的時候，可以靠著背嗎？」我問。

「當然，」達濟說，「很多人都會靠背坐著進行冥想，效果也很好。但是，在冥想的時候一定要避免靠著頭部，這樣會讓人入睡。出於同樣的原因，也不要躺著冥想。

「但是，如果有失眠的狀況，可以用這種方法來幫助入睡。躺在床上開始冥想，很快就會睡著！

「在此之前，我們還沒談到我認為關於姿勢的關鍵問題。姿勢不應成為阻礙。如果姿勢令我們在冥想中分心，就適得其反了。我剛才說過，盤腿的姿勢較為理想，但適合你嗎？每個人的身體都是獨一無二的。有人喜歡坐在地板上，有人沒有椅子就坐不住，不同身體之間存在的差異是如此之大。所以，永遠不能要求統一的做法，不能要求所有人都採取相同的姿勢冥想。盤腿對一些人來說效果很好，但有些人就是無法盤腿冥想。如果一種姿勢不適合自己，就不應該強迫自己照做。就像希波克拉底誓詞中所言：『首先，不能帶來傷害。』實際上，波顛闍利也有類似的描述：『sthira sukham asanam』，意思是：『姿勢要穩定且舒適』。

「波顛闍利並沒有堅稱得採取全蓮花坐姿，也沒有說過要坐在地上。他只是說『要穩定且舒適』，為什麼要穩定呢？如果不停變換姿勢、坐立不安，恐怕無法冥想。身體的穩定是前提。

「那麼，該如何達到穩定呢？有兩種方法。第一種方法是強制性的——當然，我們並不推薦！是的，經過努力練習之後，可能可以忽略身體疼痛，迫使自己保持靜止，但那會很痛，甚至可能因此受傷。然後，我們的身體可以像石頭一樣穩定，但是，心思是否也能如此穩定呢？最可能發生的情況，是心思反被身體的疼痛和不適占據，這些不適感成了冥想的目標。若是採取這種方法，我們就是在與自己的身體對抗，同時也阻礙了心思進入冥想。

「什麼時候心思和身體都能夠穩定呢？只有當我們感到舒適的時候。這是達到穩定的第二種方法——波顛闍利提供的方法。感覺不舒適時，我們自然會坐立不安、不斷變換姿勢，直到感覺舒適為止。這就不會有穩定。反之，當我們感到舒適，就不會動來動去，身體也不會想移動分毫。我們安坐其中，身體就不會令我們分心。

「也要避免過度舒適。過度舒適也會將我們的注意力集中在身體上。我們並不是要與身體對抗，事實上，我們要感謝身體，因為它是我們深入意識的跳板，但我們要的是起跳，而非緊抓著跳板不放。因此，要盡量避免任何讓自己過度關注身體的極端情況。請以『適度』為準則，在冥想時，既要避免不適，也要避免過於舒適。

「現在，我們來看看波顛闍利的下一節描述：『prayatna saithilyananta samapattibhyam』，意思是：『盡量放鬆，並以無限為目標進行冥想，就能真正掌握姿勢』。

「如何理解掌握某樣事物意味著什麼？當我們確實掌握某樣事物，它就會成為我們的第二天性。不必刻意去想，也不必為之耗費氣力。掌握意味著毫不費力，如果需要透過努力才能維持姿勢，就說明了我們還沒有真的掌握。除非真正掌握，否則仍將被其限制。因此，不要採用高難度的姿勢進行冥想，只會耗費極大的精力和注意力，讓我們從冥想中分心。只有當姿勢令人感到舒適，我們才能夠將注意力轉向冥想的真正目標，即波顛闍利所說的『無限』。

「在三昧狀態，我們深沉地進入自己的內在，以至於使身體失去覺知。頭部自然垂下，甚至身體可能會向前傾。我們忘記了身體，在這種遺忘中，我們超越了身體。唯有如此，才可說是真正掌握了姿勢。前提是這種情況必須自然而然地發生。」

「所以，我們不是刻意前傾？」我說。

「那是不自然的，」達濟說，「相反地，開始冥想時應該挺直身體，保持放鬆和舒適。而深入冥想時，我們會不再關注自己的姿勢，對此失去意識。但沒有關係，畢竟我們是在冥想，而不是在做體操！」

放鬆

放鬆是滿心三項核心練習的補充，與晨間冥想、傍晚清心與臨睡深思相比，放鬆是最近才增加的練習。此外，放鬆的主要目的是為了舒展身體，因此並非嚴格意義上的靈性練習。放鬆身體能夠帶來思維與情緒上的平靜，有助於更加深入地冥想。因此，我們經常在冥想前練習放鬆。根據個人需要，放鬆也可以單獨用來排解壓力。

我清楚記得自己第一次進行放鬆的情景。當時，我和達濟一起坐在他的辦公室，他轉過身來對我說，「讓我教你如何放鬆吧。」接著，他指導我一步步地完成放鬆，在每一個步驟間稍作停頓，能令效果更加深入。

當達濟結束引導，我發現自己的內心是如此平靜，以至於一動也不想動。不想睜開眼睛，甚至不想有任何念頭。我是如此深入地放鬆，如同進入冥想之境。

如今，時隔一年之後，我們探討為何要在滿心練習中加入放鬆。

「我認為，在過去的時代，放鬆會更容易。」他說，「那時我們的生活方式與今日大不相同。如今，我們必須有意識地讓自己放鬆，必須費力去做到不費力！看看我們已經到了什麼地步。

「對冥想來說，不費力是關鍵，但是，我們往往會在身體和思維方面都十分用力。當我們坐下冥想，得不斷調整自己——調整身體、思想和覺知，不停努力讓自己不安定的意識放鬆。但這些行為，能讓我們真正放鬆嗎？」

「只會讓我們更加不安。」我說，「對寧靜的追求最終產生了不寧靜。」

「於是，我們變得緊張，」達濟說，「和焦慮。我可以和你說要毫不費力，要放開、不苛求、不干預，而你也贊同，『好，我不會在冥想中費力，不去尋求任何東西，不要求任何東西。』但當我們真的坐下冥想時，會怎麼樣呢？」

達濟暫時放下這個問題，開始說起一個故事。

有個住在喜馬拉雅山麓的男孩，有天早上醒來時，看到一位瑜伽士在天空飛翔，使他深受震撼。

飛翔的瑜伽士在男孩的腦海中揮之不去，他迫切地想要像瑜伽士那樣飛翔。他決心找到這位瑜伽士，於是收拾好包袱，一大早就出發了。在四處打聽、走錯了幾個路口之後，幾位村民指引他到了瑜伽士的小屋。

「我想像您一樣飛翔！」男孩說。

瑜伽士說：「可以啊，我會教你如何飛翔，但是你要跟在我身邊多年，做我的僕人。在第十五年的第一個月圓之夜，我便會教你如何飛翔。」

於是，男孩留在瑜伽士身邊。

他挑水擔柴，為瑜伽士準備飯菜，艱苦的工作絲毫沒有讓男孩感到厭煩。一想到很快就能學會如何飛翔，他就很激動。

終於，這一天到來。

男孩滿心歡喜來到師父的房間：「今晚就是月圓之夜啦，師父，請告訴我如何飛翔吧！」

「沒問題，我會教你的。」瑜伽士說，「今晚，在午夜時分冥想，但不管發生什麼事，都不要想著猴子。猴子可能會在你的腦海中跳來跳去，可能會跳舞，或試圖攻擊你，但無論如何都不要想著猴子。接著，飛翔的奧義自會呈現在你眼前。」

「哦，這麼簡單啊，我一定能做到的——不要想著猴子！」男孩說。

午夜時分，男孩坐在屋頂，閉上眼睛冥想。

可一閉上眼睛，猴子就出現了！

「我不應該想到猴子！」男孩在心裡想著。

他努力不去想，猴子卻不斷浮現在腦海中。

整個晚上，他都在與猴子抗爭。

第二天早上，他回到師父那裡：「這種方法簡直就是垃圾，您根本就不應該跟我提到猴子！」

「你看，這個男孩的飛翔之夢落空了。他過度專注於不去想猴子了。努力不去想猴子，出現的卻是猴子，而不是飛翔的奧義。越是努力不去做某樣事情，往往適得其反。即使我們有意識地放棄努力，下意識仍在用力，無意識地在努力。我們無法控制自己！你看，要做到不費力是很困難的。想要處於不費力的放鬆狀態，反而需要盡最大的努力。適得其反。」

「為什麼我們天性就要如此努力呢？」我問。

「努力植根於我們最初的不安狀態，」達濟說，「不安源自於靈魂的固有需求——靈魂想要回歸原始狀態，與本源合一。這便是不安的本質，也是我們踏上靈性尋求之旅的根源。在不安之中，我們會回去尋找某些東西，努力擺脫當下感受到的不滿和不安，希望下一刻就能迎來知足與平和。同時，也害怕重蹈覆轍——再次陷入當前的不安。如此一來，便錯過了當下蘊含的無限可能，鎮定不可得，靈感也不可得。

「你看，只有當我們感到知足，才會放下努力；但只有當我們徹底放下努力，才會感到知足！」

「所以這是一個悖論。」我說。

「兩者相互矛盾。」達濟說，「在物質世界，我們習慣為特定的結果努力——事實上，不努力就不會有結果。飢餓的人唯有獲得飽足才會停止尋找食物，禁食填飽不了肚子。然而，靈性世界則適用不同的法則。在靈性世界，放下飢餓才是得以飽足的唯一方法。**唯有放下一切，放下尋求、放下努力以及放下自己，真正的狀態才會出現**。本我才會呈現其玄奧之美——真正的美。唯有放下尋求，才能向所尋求的目標敞開心扉；唯有放下自己，才能發現所尋求的目標原來一直是自己。」

達濟停頓了一下。「當然，放下一切努力並不意味著要停止冥想！」他說，「恰恰相反，要更頻繁地進行冥想。放下尋求只是在冥想中放下尋求的態度，放下費力且固執的方式。要實現任何目標，行動都是必須的。」

「行動是行動瑜伽的關鍵。」我說。

「是的，」達濟說，「所以我們必須冥想、必須練習、必須行動。但行動應該毫不費力，流暢自如。

「只有當我們獲得由內而外的轉變，**才得以實現毫不費力的行動**。放鬆本身無法實現這種轉變。然而，放鬆帶來的思維靜止，能讓我們更容易接受神性推動力，而神性推動力才是實現轉變的真正原因。當我們緊張和焦慮，往往會削弱慧能帶來的神性助益；透過放鬆，我們得以獲得更大的收益。」

「所以，放鬆就像是潤滑劑，讓真正的靈性工作暢通無阻。」我說。

「沒錯，」達濟說，「在冥想前放鬆，只是為了促進神性工作的展開。當處於深度放鬆的狀態，我們對神性工作的干擾將降到最低，變得更容易接受，敞開心扉享受慧能的精妙，讓自己的心處於冥想狀態。」

放鬆練習由一系列連續引導詞構成，有助於我們放鬆。在冥想前進行效果最佳，當然也可以隨時在需要時進行。我們也可以誦讀這些引導詞幫助他人放鬆，就像達濟為我做的那樣。沒有必要一字不漏地記住這些引導詞，只要理解放鬆的本質，就能轉化為自己的話語。一段時間後，甚至不需要這個練習，不需要按部就班地完成整個放鬆過程，在一呼一吸之間，自然能夠徹底放鬆。

放鬆

找個舒適的坐姿坐下，輕輕閉上雙眼。

從腳趾開始。

挪動一下腳趾。現在，感覺腳趾在放鬆。

感覺地球母親的療癒能量依序流入腳趾、腳掌和腳踝，繼續向上到達膝蓋，讓小腿放鬆。

療癒的能量繼續向上流入雙腿，放鬆大腿。

現在，深深地放鬆臀部、下肢和腰部。

放鬆背部。從尾椎到肩膀，整個背部都放鬆了。

放鬆胸部以及肩膀，感覺肩膀正在融化。

放鬆上臂。

放鬆前臂的所有肌肉、雙手直到指尖。

放鬆頸部肌肉。

將注意力轉到臉部。放鬆下顎、嘴巴、鼻子、眼睛、耳垂、面部肌肉、前額……直到頭頂。

感覺全身完全放鬆。從頭到腳掃描一下自己的身體，如果有任何部位仍然緊張、疼痛或不適，請讓它繼續沉浸在地球母親的療癒能量中。

準備好了就把注意力轉向內心。停留在那裡，沉浸在內心的愛和光之中。

保持靜止和平靜，慢慢沉浸於自己的內在。

只要你願意，盡可能拉長時間、沉浸其中，直到自己願意從這個狀態中出來。

如何冥想

固定的時間和地點、找到舒適的坐姿，現在我們已經準備好進行冥想。輕輕閉上眼睛，將意識集中在心的位置，想像神聖的光已存於心中，並吸引自己越來越深入內在。

「想像神聖的光已存於心中，這意味著什麼呢？」我問道。

「是一個假設，」達濟說，「一開始，我們不知道內心深處有些什麼，有待我們去發現。冥想是一個實驗，我們在實驗中檢驗這個假設：神聖的光已存於心中。當我們透過感受確實體驗到這種存在，也就得出了這個實驗的結論。」

「如何進行冥想這個實驗呢？」我問道。

「放鬆，並讓意識輕輕停留在心的位置。」達濟說，「神聖的光不是一種思想，而是一種感覺。這種感覺是無法捏造的。因此，我們不用努力去想像或感覺。冥想實際上是一種等待——放鬆，然後耐心等待，毫無期待地等待。因此，不用反覆提醒自己『神聖的光已存於心中，並吸引著我們越來越深入內在』，不用一次次重新想著『神聖的光已存於心中、神聖的光已存於心中』。這不是需要反覆念誦的經文，這樣做只會造成干擾，不僅刻意而且費力。相反地，為了能確實體驗到心中神聖的光，『神聖的光』的念頭必須從頭腦中消失。冥想的目標是透過感覺到達，而非思考而得。」

「但是，冥想的定義是持續不斷地想著某項事物。」我說。

「沒錯，」達濟說，「我們持續不斷專注於這個意念，但這是一種更深層次的專注——一種接近潛意識的專注。人們往往對此有所誤解。如果把這種專注當作意識思維，那只是在集中注意力，而非冥想。」

「是什麼引發這種更深層次的專注呢？」我問道。

「冥想的意圖，」達濟說，「這就足夠了。你看，意識是廣闊的，大部分存在於我們的覺知之外。我們覺知到的意識，只是其中很小的一部分。神聖之光的意念，滲透到了那些我們覺知以外更深層次的意識領域。所以，我們不需要在任何覺知層面糾結神聖之光這個意念。即使在意識思維上從未出現過這個意念，也請放心，我們確實是在冥想。」

「那麼，我們在冥想中到底是在做些什麼呢？」我問道。

「只需要放鬆。進入以心為中心的意識，並等待。」達濟重複道。

「也未免太簡單了吧。」我說。

「真理是簡單的！」達濟回答，「要實現一件簡單的事，就必須採取簡單的方法。巴布濟曾說過，用手指撿起一根針，要比用起重機容易得多！」

「要是我一開始就知道冥想原來這麼簡單就好了。」我說。

「但是你透過自己的體驗真正領會了這種簡樸，」他說，「這才是最佳方式。」

「剛開始，我完全不知該如何對待『心中神聖之光』這個概念，」我說，「每次我提問，大家都告訴我，別想太多！所以大部分時間，我都忽略了神聖之光的概念。即使沒有這個念頭，我仍然能深入冥想。但有時候我會想，好吧，今天我真的要正確地冥想，我要維持神聖之光的念頭。但這樣一來，我根本沒有辦法冥想！有的只是掙扎。」

「神聖之光這一概念是極其精微的，」達濟說，「巴布濟稱之為『無光輝之光』。這個定義中有一個重要的提示！乍看可能會覺得摸不著頭緒，無光輝何以成光？然而，在頭腦中去除了光輝的意象之後，我們或許就能領會到它的奧祕。神聖之光無法被看見或想像出來，它不是電光、不是燭光，不是日光、霓虹燈或任何物質光源的光。神聖之光不是我們眼所能見的事物。那它是什麼呢？我們只能依靠感覺得到它。

「這就是我們要讓心參與這一過程的原因。畢竟，心是感覺的器官。思考神聖之光往往會妨礙我們去感受它，將自己局限在思維層面，無法更加深入。

「所以，我們得以一種非常精微的方式來對待這個念頭。輕輕地提醒自己，神聖之光已存於心，吸引著我們更加深入內在並朝向本源，僅此而已。只須在開始冥想時提醒自己一次，甚至一次都不需要，因為這是一個自然發生的過程。一切都將自然發生。」

「為什麼不直接以本源為目標進行冥想？」我問道，「為什麼還要加入神聖之光這個概念呢？」

「我們如何去想像本源呢？」達濟反問道。

我無言以對。

「本源是無限的，」他說，「無法透過思想去理解，甚至無意識的思維也不能。無論如何去想像，恐怕都不會是真正的本源。

「但神聖之光卻是可以理解的。儘管神聖之光無比精微，但至少我們可以體驗到，能夠在心中接受到這種微妙的感受。它將進一步吸引我們走向內在，甚至讓我們超越了光，將我們送進本源之中。」

「我們不能直接以本源為目標進行冥想，所以，我們以神聖的光為目標進行冥想。」我說。

「正是如此。」達濟說，「這光來自於本源，也能將我們引向本源。在這個走近本源的過程中，我們越來越深入冥想，進入越來越深的三昧狀態。」

「但是，退一步來說，」我說，「我們並非總是能一閉上眼就立即進入三昧。通常需要一段時間，正是這段時間讓人感覺煎熬，因為要面對如此多的雜念。所以我的問題是：我們該如何面對自己的雜念？」

「是的，雜念太多是最常見的抱怨，」他笑著說，「但是，期望『完全沒有雜念』，是有問題的。我們被此類流行觀點帶偏了。正如耳朵是用來聽、眼睛是用來看，大腦的功能就是思考。當我們專注於電影時，不會被雜念干擾，但這並不意味著此刻的我們是無念的。」

「我們只是不去在意雜念。」我說。

「對，」達濟說，「因為我們更加關注銀幕上所看到的影像。在冥想中也是如此。當我們更加專注於心，而非雜念時，雜念就無法干擾我們。當我們開始感覺到內在的光，一切就會變得更加容易。我們可能不會意識到，自己感覺到的就是神聖之光，甚至沒有發現它的來臨，就像在不知不覺中入睡一樣，就這樣發生了。屆時，我們將不再受到雜念的影響。

「念頭和情緒就像海面上的波浪，可能會驚擾海面上的水手，但不會打擾深海中的鯨魚。在深度冥想中，我們如鯨魚沉入深海，即使狂風大作，也只會影響到海面，而我們穩坐其中。」

「但是，在進入深度冥想之前，我們該做些什麼呢？」我再次問道，「我們該如何處理自己的雜念？」

「接受，」他說，「甚至愛上雜念。念頭不是我們的敵人，如果與之對抗，必定會一敗塗地！越是與念頭對抗，念頭反而會更加強大。事實上，我們可以在此援引牛頓第三運動定律：在物質層面，每一個運動都會引起一個同等、相反的作用力。這項規則以一種難以預料的方式適用於思維層面，同樣會引起一個相反的作用力，但並不是同等的，而是遠遠大於它！這就像把一塊石頭扔進大海，竟然引起海嘯。所以，**不要與雜念對抗，順其自然**。

「當然，我們也不應放任雜念氾濫。通常，我們會被印象深刻的念頭打動，為負面的念頭擔憂，想想是可以的，但過度沉溺總是不好。念頭應該像房間裡的壁紙，我們也許喜歡壁紙的印花，也許不喜歡，但無論如何，這些印花都不至於讓我們念念不忘，不至於妨礙我們繼續自己的活動。同樣地，雜念也不應妨礙我們的冥想。」

「但有時候，雜念似乎會突然襲來，」我說，「這時，就很難保持平靜。」

「巴布濟曾指出，當我們從酒瓶往外倒酒時，酒都是經過同一個瓶口出入。」達濟說。

「冥想中的雜念就像瓶中倒出的酒。雜念一直在，即使我們沒有覺察到；只有在冥想時，雜念開始浮現，我們才會發現。你看，**雜念的浮現就是爲了離開。所以，就讓它來吧**。

「有時候，我們會在冥想中體驗到非常強烈的念頭和情緒，可能會令人感到不安。原因在於，我們往往在日常生活中抑制這些念頭和情緒。當一些我們認為不好的念頭出現時，我們會說，『不，不，不！』然後將它們埋藏在潛意識深處。但這樣並不能擺脫這些念頭和情緒，它們仍留於我們的內在，以微妙的方式干擾我們的體驗、塑造我們的行為。在冥想中，這些念頭和情緒會再次浮現，就像沸水中升騰的氣泡。不用在意，知道它們只是在離開就可以了。

「對於有人抱怨說冥想時感覺雜亂，我總是很高興，因為這表示他們釋放了內心隱藏的東西。因此，我們不應該評判自己的冥想體驗。更重要的是冥想結束後，而非冥想中的感受。我們真正追求的，正是冥想的長期效果。」

「但是，冥想中遇到阻力該如何處理呢？」我問道，「比如，我們的念頭總是會到處亂跑。」

「只須提醒自己正在冥想，」達濟說，「這就足夠了。如果還是不行，那麼，睜開眼睛三十秒左右。這樣就可以消除干擾，然後繼續冥想。」

「有時，我們的確會進入一種無念狀態。當我們深入到更精微的意識領域，就會發生這種情況。偉大的辨喜大師曾說過：『我們當前的意識，只是介於潛意識和超意識這兩大洋之間的一層薄膜。』讓我們看看這兩個字：『潛』和『超』。將『潛』作為首字與『意識』一詞配對，也就是說，潛意識處於我們的覺知之下；反之，超意識處於我們的覺知之上。因此，潛意識和超意識都不在我們的覺知範圍內，只是一個是較低的無覺知，另一個則是較高的無覺知。

「潛意識是極其廣闊的，超意識也是如此。事實上，兩者都是無限的。透過瑜伽練習，我們的覺知得到擴張並超越兩者。晚上入睡時，我們深入潛意識的海洋。實際上，這出現在一種被稱為『瑜伽睡眠』的狀態中。之後談到臨睡深思時，我們會再探討這個概念。淨化潛意識也是必要的。潛意識中充滿過往經驗的殘餘，也為我們較低層級的本能和衝動提供了土壤。在之後談到清心的時候，我們還會進行更深入的探討。

「現在，我們先來談談超意識。超意識是神聖的領域，在冥想中，我們得以翱翔在超意識領域的無垠天空。智慧由此降臨，靈感敲擊心門。在超意識中，我們充滿了來自本源的能量。

「在冥想中，我們的覺知得到擴展並穿越超意識。起初，我們或許完全沒經歷過這種體驗，好像只是處於深度睡眠狀態。這是三昧的第一階段。但慢慢地，我們開始熟悉超意識，開始在這種狀態下有所覺知，漸漸地，我們能夠掌控這種狀態。那麼，這還是超意識嗎？」

「您的意思是？」我問。

「當我們有所覺知，它就不再位於我們的覺知之上，而是進入我們的正常意識範疇。超意識始終位於更高處，讓人無法觸及。對我們來說是一種正常的覺知狀態，對其他人來說，可能是一種超意識狀態。」

「所以這是相對的。」我說。

「是的，」他回答道，「我們還可以透過兩項補充練習，來加速進入超意識狀態，即A點冥想與B點清心。但這兩項練習最好是在養成規律的滿心三項核心練習之後，再由滿心培訓員進一步解釋。

「在旅程中，我們也會超越超意識。事實上，我們將完全超越意識。意識是無限的，無論是潛意識還是超意識，都是無限的。但這種無限被另一種無限支撐著，我們稱之為潛能。」

達濟起身走進臥室。過了一會，他拿著一本書回來：《皇道瑜伽的功效》，這是巴布濟一九四四年的著作。達濟開始讀道：

「但意識並不是我們的目標，那莫過於孩子玩耍的玩具而已。我們要達到的境界，是讓意識進入真正的形態（其原本該有的原貌）。我們要尋找用以製造藥物的酊劑。我們尋找的是製造意識的潛能，假如連潛能都沒有，我們就來到了真理的邊緣，純潔簡樸。這種哲理太高深，不容言表。」（昌德拉，二〇〇九）

達濟合上了書。

「真理是支撐潛能的另一個無限，」他說，「你看，我們的成長包含的是一個走向無限精微的領域。我們從意識開始、走向潛能，最終沐浴在真理之中。而我們也必將超越真理……」

需要冥想多久

在開始修習滿心前，我每次的冥想都是整整二十分鐘。我會設置鬧鐘、閉上眼睛坐著，直到鬧鈴響起。也許我是從參加過的一個冥想課程中學到的，課程培訓員會按鈴示意冥想結束。

修習滿心後，我也延續這個習慣，把鬧鐘設置為二十分鐘。然而，鈴聲很快就開始對我造成干擾，因為它總會在我還處於冥想狀態時響起。於是，我將鬧鐘改為一個小時。但後來發現，我會恰好在鈴響前五分鐘，自然地從冥想中醒來。很快我意識到，鬧鐘只是在干擾這個過程，於是我再也沒有設過鬧鐘。

我將這些早期的體驗告訴達濟，他說：「是的，預先設定時間太過刻意。事實上，**我們不應該對冥想有任何預設、不應強加任何條件，而是始終保持開放，處於好奇和未知的狀態**。

「有時我們可能會想，很快就要去上班了，只能冥想十五分鐘。賜予者非常了解我們的時間限制，也許他本來可以在三十秒內就完成我們的冥想，我們卻堅持要十五分鐘。」

「但這樣的話，我比賜予者更慷慨，」我說，「他只需要三十秒，但我給了他十五分鐘。」

「也許吧，」達濟說，「但是在這十五分鐘內會發生什麼呢？是在以時間、以有限進行冥想，而不是以無盡進行冥想。我們將不斷想起必須在幾分鐘內起身。這樣做我們就是專注於冥想的時間，而非冥想的品質。如果沒有品質，冥想得再久又有什麼用呢？」

「有時候，我發現冥想很快就結束了，」我說，「也有時候，我發現過去了整整一個小時。冥想多久才算足夠呢？」

「當我們在冥想中達到足夠滿意的意識深度時，時長就足夠了。」達濟說，「巴布濟建議一個小時。當人們抱怨太久，他便將時間減少至半個小時。但他說一個小時是最好的。巴布濟觀察發現，人們通常需要一個小時，才能在冥想中達到足夠滿意的意識深度。

「但不要想著，『好吧，現在我就要冥想一個小時！』那樣的話，仍然是以時間這個概念進行冥想，而不是神聖的光。所以，忘掉時間吧！冥想就好。」

「有人告訴我，巴布濟每次冥想的時間從不超過一、兩分鐘。」我說。

「巴布濟可以立即深入他的內心，」達濟說，「如果我們也能像巴布濟那樣做到即刻深入，一、兩分鐘也就足夠。如果我們需要一個小時，那也沒問題。」

「如果我們根本沒有達到任何深度呢？」我說，「哪怕已經花了一個小時。」

「那就留待下次吧。」達濟說，「如果今天沒有，沒關係，明天再試一次。或者，真的非常渴望並且有空閒的話，就再試一次。但是讓自己稍事休息，至少休息十五分鐘。沒有這十五分鐘的休息，冥想會產生輕微的負面效果。」

「是什麼決定了我們深入的速度呢？」我問道。

「我們覺知的方向，以及意識的靈活性。」他說，「想像一下，意識是一個大圓，圓心是我們存在的核心——至高本源。圓周代表著我們表層的覺知，是我們透過感官與世界互動的常態意識。

「通常，我們的注意力是單向的，每次只向著一個方向移動。在冥想中，注意力向內、朝著中心移動；在日常活動中，注意力則傾向於向外移動並遠離中心，沿著圓周的方向流經感官。

「如果我們的意識敏捷且靈活，就能夠輕易切換方向；但如果我們的意識笨重且複雜，像一艘大貨船，就需要靠四艘拖船才能掉頭。當我們習慣於外部導向，要將覺知轉往內在，通常是很困難的。這時，冥想所需的時間就會更長。但是，透過規律修習，以及慧能傳遞的幫助，我們得以培養出敏捷且靈活的意識，讓它任意轉向。

「隨著我們持續進步，意識將不再向內或向外來回跳躍。它不再是單向的，而是能夠同時往兩個方向擴展。在我們向內心本源移動的同時，也能夠覺察到外在環境的變化。此外，我們也清楚兩者之間的活動，既沒有以內在為導向，也沒有以外在為導向。此時意識無限遼闊，注意力也包容萬物。

「在這種情況下，冥想不再涉及任何動靜。我們既沉浸於本源中心，也同時對外部環境保持覺察。這意味著，我們不必為了冥想刻意使意識轉向內在。事實上，冥想也變得不再必要，因為我們已然處於永恆的冥想狀態。當我們已經處於冥想狀態，還需要特地坐下來冥想嗎？

「你或許已經注意到，在東方的肖像畫中，靈性人物多被描繪為冥想的姿態。對佛陀的描繪尤其如此。祂總是安坐著，總是寧靜的。然而，事實上，開悟的個體並不總能一直坐著冥想。他們會積極地參與生活。例如，一名忙於照顧一個又一個病人的急診室醫生，儘管充滿壓力，但他很鎮定也很平和。周遭瀰漫著嘈雜，但與本源的永久連接，為他提供了內心的靜默。你看，儘管他的處境充滿壓力，但他仍能處於冥想狀態。他可能不如佛像那樣盤坐，但他的意識仍如入定一般，在冥想中獲得了永恆。這就是我們所說的冥想狀態。

「沒有必要終其一生每天練習冥想。當然，情況各有不同，但我認為，如果我們在二、三十年後仍須每天練習冥想，方法肯定出了問題。」

「那麼，為什麼進化的個體總是被描繪為冥想的姿態呢？」我問道，「這只是一種象徵嗎？」

「這當然是一種象徵，」達濟說，「然而，我們也觀察到，即使是那些不再需要冥想的人，也傾向於繼續練習。每天早晨，他們仍會坐下來冥想。他們為什麼還要繼續呢？是因為喜歡嗎？是一種習慣？還是一種儀式？」

達濟停頓了一下。「不妨就這個問題思考一下。」

冥想狀態

「冥想永遠不會結束。」達濟說。

再次開口之前，達濟沉默了很長時間。

「當然，這並不意味著我們不會再起身了！」他繼續說，「我們不能整天坐著冥想，但可以在所有活動中保持冥想狀態。這樣一來，我們的生活變成了冥想——一種動態的、持續的、睜著眼的冥想。我們雖然沒有入定坐著，卻無時無刻不在冥想。

「在印度，有一個概念叫作『梵』（brahman）。在傳統中，梵近似於上天。它被認為是至高真理、至高無上的存在，也可以換作任何我們認為恰當的稱呼。然而，如果我們研究這個詞的字根，會得到不同的理解。『brahman』源自兩個梵文字根：『bruha』和『man』。『bruha』的意思是『擴展』，『man』的意思是『思考』或『沉思』，所以『brahman』的字面意思，就可解讀成『那擴展並沉思著的』。

「讓我們再回過頭來聊聊。你還記得我曾把意識比作一個圓嗎？」

「記得。」我說。

「圓心代表位於我們存在最深處的核心，圓周代表我們的外部覺知，」達濟說，「終有一日，意識會同時向圓心以及圓周兩個反方向擴展。這就是真正的梵。既在擴展，也在思考，因為善於思考的頭腦存在於意識之中。」

「那麼，大多數人認為的梵，並不是真正的梵。」我說。

「是的，」達濟說，「我們將理解應用到超出人類能理解的事物上了。你看，蘇格拉底被處死的原因之一，是他向大眾宣布眾神是人類創造的。他觀察到，眾神在顯現時具有人類的特徵。因此，他得出結論，眾神是人類的投射。

「同一時間，相同的事也發生在印度。事實上，今天仍然存在，而且不僅僅是在印度。此舉堪稱是人類的獨特行為——我們會賦予我們所知的一切人的特質，包括上天。你看，梵文『atman』的意思是個體靈魂，而『atman』的字面意思是『那移動著和思考著的』，我們對於人的定義，非常接近於古人對上天的定義，唯一的區別是，上天在擴展，而人只是在移動。

「為何如此相似呢？原因是人們認為，『上天必須像我們一樣，但必須更加偉大』。如果人可以移動，那麼更偉大的上天就理應要能擴展，因為擴展比移動更偉大。因此，我們根據自己的理解來看待至高，並將其命名為『梵』。

「實際上，梵不是至高。梵指的是意識處於沉思和擴展的狀態。至高遠遠超出這個範圍。至高是恆久不變的，因此也無法擴展、收縮或沉思。」

「所以在冥想狀態，我們的意識表現出了梵的特質，」我說，「但那不是至高狀態。」

「沒錯，」達濟說，「我們必須超越梵。對此也有一個術語：超梵（parabrahman），意思是『超越梵』。而超梵的狀態，也只是我們旅程當中的一個階段，並非終點。冥想狀態會不斷進化，變得更加精細、微妙，直到融入至高。但首先我們得培養出冥想狀態，否則，又該如何讓狀態進化呢？」

達濟停頓了一下，沉思著。

「我認為，除非冥想的效果變得永久，否則冥想無法令任何人獲得真正的滿足。」他說，「即便是深入的冥想，如果不能改變我們的日常體驗，又有什麼用呢？若是如此，冥想就像是竹籃打水——我們無法保持冥想的效果，也無法將這種效果帶入自己的生活中。」

「該如何延續冥想的效果呢？」我問道。

「第一步是，冥想。」他說，「冥想是冥想狀態之母。沒有母親，就沒有嬰兒；沒有冥想的行為，就沒有冥想的狀態。我們透過反覆冥想來獲得冥想的永恆。每天冥想，可以營造出穩定的冥想狀態。一磚一瓦、一次又一次，就能堅實基礎、穩定狀態；只是偶爾冥想，狀態就容易消散。」

「這樣的話我們就得重頭再來一遍。」我說。

「是的。」達濟說，「冥想狀態就像一株植物，每天都需要陽光和水。如果我們對這株植物疏於照看，就得不斷努力令它恢復生機。如此一來，它又如何能茁壯成長呢？

「但是，只冥想是不夠的，還必須將冥想的意識帶入我們清醒的覺知中。這取決於我們在冥想後幾分鐘內的作為。剛獲得的冥想狀態，就像剛鋪好的水泥，需要時間凝固，才能讓冥想狀態投入日常。如果我們剛結束冥想就從椅子上跳起來，冥想的狀態就會斷開，這等於是把冥想狀態扔掉。這就像為了報酬而辛勤工作，之後卻把終於獲得的報酬扔進垃圾桶！如果我們不珍惜冥想狀態，又為什麼還要冥想呢？」

「那麼您有什麼建議呢？」我問。

「冥想告一段落之後，**輕輕地睜開眼睛**，」他說，「然後，**再半閉著眼，多冥想幾分鐘**。這非常重要。在這幾分鐘裡，不去考慮今天要做什麼，不去查看手機上的資訊。我們仍然在冥想——但眼睛微微睜開。像這樣持續幾分鐘，直到感覺自己的意識完全清醒過來。

「即使到了這個階段，剛開始還是要緩慢地行動。保持寧靜、維持冥想狀態，避免任何可能破壞狀態的事發生。我們必須像個深潛員，緩緩地從海中上升，不要急忙地去做任何事！我們甚至應該避免在冥想後立刻喝水。」

「為什麼不能立刻喝水呢？」我問。

「難過時，喝點水可以幫助穩定情緒，」達濟說，「這表示水可以改變我們的內在狀態。難過時喝點水可能是好的，但在冥想之後，我們希望保持冥想狀態，不想破壞它，因此，在冥想結束後的幾分鐘內，應該避免喝水。同樣地，如果在冥想時開著風扇，冥想結束後應該繼續開會兒，不要立即關掉；如果在冥想時關著風扇，結束後也應該保持關閉。在冥想狀態穩固之前，不建議從事任何可能破壞狀態的活動。剛剛結束冥想的幾分鐘至關重要，決定了我們一整天的生活品質。」

「在這幾分鐘內發生了什麼呢？為何至關重要？」我問道。

「在此期間，冥想的意識將融入平時的清醒狀態，」達濟說，「只要花幾分鐘睜著眼睛冥想，在我們適應清醒狀態的同時，我們的意識會保持著冥想狀態。一段時間後，這兩種狀態將共存：我們既沉浸於內在，也對周圍環境非常警覺。這是將冥想行為轉化為冥想狀態的方法之一。

「冥想時，我們獲得了新的內在狀態。獲得一種狀態，就像簽署一份房屋租賃合約。我們可以住在那裡，但不表示房子是我們的。如果房子非為我們所有，我們能永遠待在那裡嗎？因此，我們必須找到一種方法，讓狀態屬於我們。否則，就像試圖用手握住一捧水，而水卻從指縫中流走，然後消失。」

「真正擁有狀態的最佳方法是什麼呢？」我問道。

「第一步是，覺察狀態。覺察到自己已經收穫了一些東西。培養這種覺知的最佳時機，是在冥想剛結束的時候。冥想結束後，只要觀察自己即可。仔細地觀察感覺如何，狀態可能會以多種方式表現出來。記錄靈修日記是非常有用的一種方法，如果我們得寫下自己的狀態，自然就會關注它；當我們開始關注的時候，覺知會被調整得更為精細，敏感度也會增加。剛開始，很多人不知道該寫什麼，可能只寫下一句話，甚至一個詞；但幾週後，就可以寫下一大段話。很快地，就能夠用詳實的描述填滿日記本。

「我們越是能夠覺知到自己的狀態，就越是能夠體驗到狀態的深度和強度。新的狀態就像一顆種子，起初非常微弱，隨後逐漸擴展。狀態從我們內在開始擴展，變得活躍，我們的整個生命似乎也在隨之振動。當狀態充分活躍時，它會達到高峰，然後會有一個新的轉折。這時，我們開始納入、吸收狀態，它就此開始成為我們的一部分。我們的思想、情感和行動也隨之反映出這種狀態的特徵。這個過程的有趣之處在於，我們越是吸收這種狀態，就越不易察覺它。我們對狀態的感覺開始減弱，最終完全感覺不到它。我們可能會誤以為自己失去了狀態！但是，如果仔細觀察自己，會發現狀態並沒有消失，因為此時我們已經不是在感受狀態，而是在成為狀態。

「例如，當我們飲食，最初感覺到食物存在於自己的胃裡，但是當食物被消化後，我們就感覺不到了，因為食物正在成為我們的一部分。同樣地，對狀態的任何體驗，都只是表明了這個狀態還沒有成為我們的一部分，狀態仍然是外來的、新奇的。當狀態真正成為我們的一部分，我們根本無法體驗到。正如巴布濟常說的，眼睛無法看見眼睛本身。」

「狀態就是狀態本身。」我說。

「沒錯，」達濟說，「這樣一來，狀態才真正穩固，完完全全屬於我們。我們會一直處於這種狀態之中，但沒有太多感受，直到我們的心又再次開始渴望某種新的狀態。這種渴望觸發了下一種狀態。」

「而整個『獲得、啟動、納入、融合、合一』的過程會再次重複。」我說。

「是的，」達濟說，「這整個『獲得、啟動、納入、融合、合一』的過程，必須成為我們的第二天性。畢竟，在這段旅程中有如此多狀態需要被穿越。隨著進步，我們也會發現，每一種狀態都比上一種狀態更加精細和微妙。除非我們的覺知力也變得越來越精細，否則這些極精細的狀態根本無法被我們獲得，也無法被啟動，更不用說是納入狀態、與之合一了。」

「我們該如何使自己的覺知力更加精妙呢？」我問道。

「這就像學習一門新的語言，」達濟說，「我們會循序漸進地提升覺知力，但前提是要觀察自己，並在每一種狀態出現時密切關注。前面也提到了應如何密切關注，但我們必須盡早養成這種習慣，因為在更高的階段，狀態是如此精妙，以至於幾乎無法察覺。如果我們察覺不到，狀態就無法得到充分的培養，我們就無法持續往前。然而，如果我們的內在覺知隨著旅程的展開逐漸得到精煉，我們將能對那些十分精細的狀態展開『得、啟、入、合、一』的過程。我們將穿過一個又一個狀態，進入更為精細的狀態，最終達到所有狀態中至為精細的狀態——無狀態之狀態。」

「生活的喧囂經常令我們分心，」我說，「分心時，我們似乎失去了在冥想中獲得的狀態。如果不再次進行冥想，我們能否恢復那種狀態呢？」

「不需要再次冥想，」達濟說，「只須停頓片刻，閉上眼睛，重新讓自己與心連接，就能夠自動喚起狀態。或者，可以有意識地回憶起那種狀態帶來的感覺，透過回想感覺，讓狀態重現。在早上，我們可能須花上一個小時才能進入深度冥想，但此時，我們會發現自己在幾秒鐘之內就能觸及三昧。」

道。

「需要花費一個小時才能培養出來的狀態，怎麼可能在幾分鐘內重現呢？」我問

「透過早晨的冥想，我們已經開通了道路，」達濟說，「既然道路已經被開通，只須沿路而行即可。我們只須與自己的內心相連接，狀態就會再現；而我們冥想得越多，就越容易做到。」

冥想

採取舒適的坐姿，在不受干擾的地方進行冥想，每天最好在同個地方、同一時間進行。

輕輕閉上雙眼，放鬆。

將注意力放在心中，假設心中有一縷神聖的光，光從內在吸引著你。在這個感覺中放鬆，進入更深的狀態，脫離這個感覺。

盡可能久地沉浸於這種深度寂靜，直到你願意從冥想中出來。

冥想結束後，慢慢睜開雙眼，然後半閉著眼睛，繼續冥想。

保持靜止，並觀察自己的感受。將自己的觀察記在日記中。

當你感覺準備好了，就可以起身，開始一天的活動。

第四章　清心

清心，是滿心的第二項核心練習，旨在讓人擺脫固定思維、情緒反應和行為傾向的束縛。清心後，能夠即刻感受明顯的效果。根據我的經驗，哪怕只是清心幾分鐘，都將產生深遠的影響。我發現，清心能立刻改變我的態度、平復我的情緒、開闊我的視野。這些年，清心常幫助我擺脫各種固定思維模式、強烈情緒，甚至是難以抑制的行為。

清心之所以如此有效，其中一個原因是，既治標也治本。

清心不僅讓人擺脫思維與情感的粗雜所造成的影響，而且能夠從根本上將之消除。

「清心究竟如何促進我們的轉變呢？」我問達濟。

「先來了解一下我們面臨的問題。」他說，「我們可以觀察到，當水不斷地流經同一片土地時，會慢慢地形成一條管道，最終，變成一條奔湧的河流。同樣地，當我們反覆思考某件事時，念頭也會在我們的腦海中形成一條管道。每一次我們的念頭流經這條管道，就會進一步加深它，讓念頭越來越傾向於沿著同一條管道流動。剛開始，只是一個念頭，往後，卻發展成了一種思維傾向。

「我們的頭腦中有無數條這樣的管道，它們形成了一個龐大且複雜的網路。當我們的思想局限在這些固化的路徑，就會變得狹隘且重複單調。我們的偏好變得更加鮮明，觀念也變得更加偏執。當思想轉化為行動時，我們的思維傾向便會演化為行為習慣。

「傾向有其趨勢，沒那麼容易改變。我們往往很難讓頭腦脫離一種傾向，因為它的吸引力實在太過強大！通常，我們會與傾向抗爭，但這就像是在和一頭全身塗滿油的豬進行泥地摔角，毫無勝算！**如果想改變自己，就不能專注於我們想要改變的事情，否則只會強化想要消除的傾向**。我相信很多家長都對此深有體會。在教育孩子時，我們經常給出負面的指令。在很多場合，我們說，『不應該這樣、不應該那樣，應該避免這樣、避免那樣。』但成效好嗎？通常只會使孩子更加執拗。最好只是轉移孩子的注意力。與其說『不要吃巧克力』，不如說『讓我們吃這個吧』。與其關注負面，不如將注意力放在正面；與其下定決心不說謊，不如專注於只說實話。但當傾向太過強烈時，這種方法也無法奏效。

「此時，我們必須於最深的層次著手——潛意識，這才是問題的根源。然而，潛意識的意思是『意識之下』，這意味著在很大程度上，潛意識無法被意識操控。我們可以改變有意識的行為，但潛意識的行為呢？這樣的行為是下意識的，潛藏於我們的覺知之下。當我們無法覺察，又怎麼可能進行改變呢？這就是當我們努力改變自己時，所面臨的最大障礙。」

「因此，需要透過特殊方法來處理潛意識的念頭。」我說。

「的確如此。」達濟說，「我們通常不會意識到，潛意識影響我們日常生活的程度究竟有多大。我們未曾覺察潛意識的巨大影響，以及潛意識是如何時刻驅動我們的意識覺知。

「但這種關係不是單向的，有意識的念頭不僅只是潛意識影響的產物，這種關係是迴圈互促的。

「要理解潛意識思維和有意識念頭之間的相互作用，其中一個方法，是將它們比作一座花園。有意識的念頭就像一顆種子，被播種在潛意識的土壤；隨後，這顆種子在潛意識中滋長；最終，它發育成我們有意識的覺知，類似念頭持續重複的模式。正如一顆種子長成一棵樹，又從樹上結出成千上萬顆新的種子，一個念頭也可以發展成一種思維傾向，由這種傾向，又可以生出成千上萬顆新念頭的種子。我們的意識就這樣輕易地變成一個龐雜的叢林！

「清心將從根本上解決問題。**清心不是爲了認清或有意識地重新規畫思維模式和行爲傾向，而是將直接作用於潛意識**。就像是除草，當我們拔除雜草，必須確保將它們連根拔起，如果根部仍然留在土壤中，它們就會一次次地重新生長。同樣地，無論我們在潛意識中播種了什麼，它都將不斷萌發念頭和情感，除非我們解決根源問題，否則試圖轉變往往只會受挫。」

達濟停頓了一下。

「我們已經多次提到波顛闍利的《瑜伽經》。到目前為止，我們已經談過八肢瑜伽中的七肢，但尚未談及第一肢：制欲。制欲指的是消除不必要的傾向，這正是我們透過清心能實現的。透過冥想，我們創造了一個內部環境，令不必要的種子無法生根；而正是透過清心，我們讓已被種下的種子無法滋長，並連根拔出它深扎於我們內在的複雜根系結構。

「在瑜伽哲理中，已經在潛意識種下的念頭的種子，被稱為印記。」

「是否每個念頭最終都會在潛意識中扎根並成為一種印記呢？」我問道。

「植入的是念頭所包含的情緒，而非念頭本身。」達濟說，「印記是人的情緒記憶，是與特定念頭相關的情感。我們可能無法在意識層面保留前世的記憶，但它所包含的情緒卻必定會伴隨著我們。大部分時間，這種情緒處於休眠狀態，隱藏在潛意識中。然而，當我們遇到特定情緒的境況，這種情緒狀態就會被觸發。這時，就會萌發與母本念頭（即最初與這種情緒相關的念頭）相似的念頭。當念頭和情緒一再重複，我們的反應就會成為習慣。」

「因此，是我們的情緒導致了植根於潛意識中的印記。」我說。

「是的，」達濟說，「但是，每個念頭都包含著情緒，只是程度上的差別。哪怕與某個念頭相關的情緒不是特別強烈，這個念頭也至少會呈現出一種正面或負面的特質。沒有任何念頭是完全中立的——完全中立就是沒有任何念頭，是一種純粹的感知和見證。念頭的情緒強度越大，這種潛意識的影響就越強烈，印記也就越深。

「我們經常把念頭與頭腦聯繫在一起，把情緒與心聯繫在一起。然而，我更喜歡將其看作是心與腦的結合，因為沒有不帶念頭的情緒，也沒有不帶情緒的念頭。不過，透過靈修練習，終有一日，心會變得完全無偏見，沒有喜歡或不喜歡、沒有偏好或成見——頭腦超越了思考，成了純粹的見證者，直接感受真理。在此之前，念頭會影響心，而心的動靜又會在頭腦中產生念頭。」

「是什麼決定了念頭會包含怎樣的情緒呢？」我問道。

「自我，」達濟說。「自我是我們對自己的覺知。這是一種『我』的感覺。要真正理解自我在印記形成發揮的作用，請允許我暫時離題，深入探討一下自我。」

「願聞其詳。」我說。

「好的。」達濟說。

「自我保護是自我的唯一動機。自我害怕被消滅，因此，自我不斷加強自身，提升它的影響力。

「自我是一個有趣的東西。當有人問我們於何處感受時，我們指向心；當有人問我們於何處思考時，我們指向頭腦。那麼，自我在哪裡呢？自我並不存在於任何地方，卻往往支配著我們的生活。

「由於自我不是物質，所以會透過它認為的所有物來確保自己的地位。例如，我們買了一棟大房子，我們的自我宣稱『這就是我』——**自我會透過特定的所有物來衡量和量化自己，這就是自我證明自己存在的方式**。

「但是，『所有物』不僅指物質財富，它可以是自我聲稱歸其所有的任何事物。自我說：『我的國籍、我的語言、我的文化、我的身體、我的智力、我的思想意識。』其實某樣東西是否真的屬於我們，並不重要。有什麼東西是真的屬於我們嗎？甚至靈魂都不是屬於我們的！都是被自我所私占。自我以某種事物表明自己的身分，並認為這項事物歸其所有。

「這種『我的』感覺會產生一種副作用。當我們認為某樣事物屬於自己，就會產生期望。『我的生意應該成功、我的配偶應該有魅力、我的車應該是高檔的。』我們並不在意別人的生意、配偶或車，但當自我參與其中，我們就會非常在意。當我們的期望得到滿足，或結果超出期望時，我們會感到開心，做出正面的反應；但是當期望無法獲得滿足，我們就會做出負面的反應。」

「所以，沒有自我的參與，就不會有情緒的反應，也就不會有印記。」我說。

「沒錯。」達濟說，「由於自我認為它享有所有權，便覺得它有權獲得特定的結果。隨後自我會做出相應的反應，而我們則形成了印記。記住，反應要麼是正面、要麼是負面；要麼是親近某個事物、要麼是對抗某個事物。每一種反應都包含了喜歡或不喜歡、吸引或厭惡、欲望或恐懼，不存在中立的反應，因為中立就是無反應。」

「那麼，您是說，情緒是源於自我？」我問。

「是的，情緒源於自我，但感受不是。」達濟說，「情緒有偏見，對事物會產生喜歡或不喜歡，感受則沒有偏好或成見。感受是包容、是接納的，因為感受來自於心。降服自我，真實的感受便會自然而然出現。

「這些情緒反應會對我們造成影響。我們總是會受到反應的衝擊，影響著我們的意識，並表現為情緒狀態和心理狀態。」

「之所以會如此，是因為A點、B點、C點和D點。」我說。

在胸腔有四個點，我們稱之為A點、B點、C點和D點，這四個點決定了某個反應對我們的確切影響。巴布濟在一九四五年發現了A點和B點，而C點和D點則是最近才被公開。達濟說，即使到了今天，靈性解剖學的許多方面仍未完全向我們揭示。

達濟在二〇一五年公開揭示了C點和D點的位置。他曾私下向我提過這兩個點的存在，但沒有提到具體的位置。有一天，我寫信給達濟，想知道這些點的位置。他回信說：「請自己找找看，並寫信告訴我你的發現。」

我花了一整天時間，於內在定位出這些點的位置，隨後畫了一張圖將它們標示出來，發送給達濟。

他回信說，「再往右移動一點兒，就對了。但是不要對外分享，否則會剝奪其他人發現新事物的樂趣！」

不過，既然這些點的位置如今已經公開，分享就無妨了。

要定位A點、B點、C點和D點，請從肋骨中間底部凹陷處開始，向下移動一指的寬度，然後水平向左移動四指的寬度，這便是B點。B點向上移動兩個手指的寬度，就是A點。C點位於最下方的肋骨上，在B點的正下方。D點位於C點左側兩個手指的寬度，就在左乳頭的正下方。

「這四個點的作用至關重要，」達濟說，「它們與心緊密相連，而心對我們的思維狀態和情緒狀態有很大的影響。每當我們對喜歡或不喜歡的事物做出反應，C點就會出現特殊的振動。我們確實能感受到這種振動。我希望人們能試著去注意。現在，根據我們反應的強度以及振動的性質，會產生波紋效應，將這些振動從C點帶到A點、B點

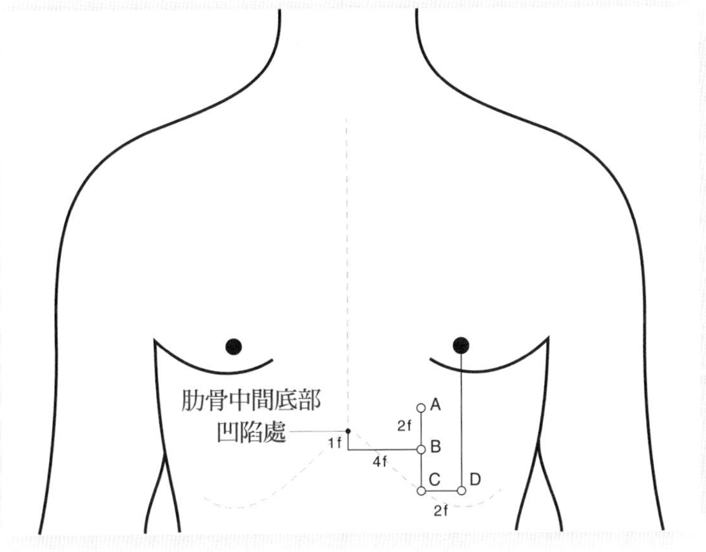
肋骨中間底部
凹陷處
1f
4f
2f
A
B
C
D
2f

或D點。

「A點與物質生活有關，因此，每當我們的反應涉及世俗的喜歡或不喜歡時，C點的振動就會波及A點。結果，A點就會被干擾。」

「當A點被干擾時會發生什麼事呢？」我問道。

「假設我們看到一間漂亮的公寓，讚嘆道：『多麼漂亮的公寓啊！』」達濟說，「這種喜歡的感覺給人的印記非常輕，因此，C點的振動也非常輕微，它對物質欲望所在的A點的波紋效應就會相當微弱。但是，如果我們對此念念不忘，並總想著要住在這間公寓，C點的振動就會加強，並反映在A點上。我們因此變得鬱悶且更加固執。『我必須擁有這間公寓！』當我們這樣想時，干擾就會變得非常巨大，情緒狀態就會變得極端，一心想要滿足這個欲望，甚至可能擔心若是欲望得不到滿足該怎麼辦。無論是哪種情況，我們都會變得不安，而這種不安會毀掉我們的平和。

「讓我們來看看B點。這個點與性有關，每當我們由於性衝動做出反應時，C點的振動會波及B點，會湧起激情的感覺。

「D點是內疚的點。當我們昧著良心做事，內疚就會在D點形成。在系統中，內疚的影響極其沉重。不僅錯誤行為會產生內疚，不作為也會產生內疚。假設有一位醫生，在路旁看到有人受傷，卻沒有停下來幫忙，想著，讓別人去幫助他吧。第二天，他在報紙上看到那個人死了，因為沒有人停下來施救！我想，這種內疚感會困擾他一生。不作為所產生的內疚，要比錯誤行為所產生的更為強烈。

「A點、B點、C點和D點出現的振動，會逐漸沉澱或固化，形成巴布濟所說的粗性。這些點所能容納的粗性非常有限。這些點會變得飽和，而當它們再也無法容納更多的粗性，粗性便會蒸騰，並降落到其他輪點。我們現在不需要討論這個，因為這完全是另一個主題。然而，結果是，我們會體驗到一連串的心理和情緒變化。」

「清心能夠清除這些干擾。」我說。

「是的，」達濟說，「這樣一來，我們的心理狀態得以正常化，情緒變得平衡，頭腦也不再專注於特定的情緒。」

「如果我們沒有可以清理自己的方法，會發生什麼事呢？」我問。

「一塊未經照料的田地會發生什麼事呢？」他問道。

「雜草叢生。」我說。

「最終會變成叢林。」達濟說，「當印記未被清除，就只會有增無減。印記繼續壯大，甚至會產生新的印記。」

「這個過程是如何發生的呢？」我問道。

「假設，有一天我們走在街上，被一個陌生人冒犯了。這種冒犯是否會對我們產生影響？這其實取決於我們。有人會一笑置之，有人可能會想動手打人，還有人可能整天都因為這件事悶悶不樂。可見，對於某個特定的刺激因素，有人會做出反應，有人不會。而在做出反應的人中，即使刺激因素相同，反應也各不相同。如果對於同個刺激因素，每個人都有各自獨特的反應，甚或根本沒有反應，那麼，還能把全部的責任都歸咎於這個刺激因素嗎？」

「不能。」我說。

「促使我們做出反應的，是刺激因素和我們內在某種東西的共同作用。」達濟說，「除非我們本身就容易受到特定刺激因素的影響，否則它們是不會對我們產生任何影響的。這個內在的某種東西，就是印記。

「你看，所有思維和情緒狀態，都有根本原因和近端原因。根本原因是內在的影響，即存在於我們內在的潛意識的影響——我們的印記。在剛才的例子裡，印記代表著以特定方式對冒犯做出反應的傾向。假設這種冒犯激怒了我們，其根本原因就是印記，或者說印痕，導致我們被激怒。近端原因則是外部影響——某種刺激因素，這就像是點燃汽油的火花。」

「比如剛才例子裡的冒犯。」我說。

「是的，」達濟說，「也可以是任何刺激因素。但無論觸發因素是什麼，沒有它，我們不會做出反應。沒有外部刺激（近端原因），我們的印記——根本的、內在的原因——就不會被觸發；沒有近端原因，我們的惱怒仍將處於休眠狀態，就像草叢中的蛇靜靜蟄伏，等待著合適的時機和環境。然後，當某個近端原因出現，印記就會被喚醒，催生出反應。

「你問過我，印記是如何形成的。答案是，新的印記建立在舊的印記之上。假設，一隻蛇咬了某個人——但願不會發生這樣的事——這個人對蛇產生了恐懼。但實際上，這種恐懼不是對蛇的恐懼，而是他對於死亡的恐懼，藉由蛇體現了出來。被蛇咬傷是一種近端原因，觸發了他先前已經存在的對死亡的恐懼這一印記。除了原先的印記，如今他又有了一個新的印記：對蛇的恐懼。

「你看，印記的形成是漸進的。新印記是從前印記的分支。這就像我們的學習過程。不懂字母表，就不可能閱讀莎士比亞；不懂物理學，就無法理解理查．費曼。同樣地，我們對周圍世界的理解，往往取決於我們先前的經驗。」

「但並不是所有印記都來自我們的經歷，」我說，「例如，在您所舉的例子中，被蛇咬傷導致某人產生了對蛇的恐懼，但是恐懼並不總是由個人經歷引起。有人可能從來沒有被蛇咬傷過，但仍會害怕蛇。」

「有些人試圖以一些虛幻的方式來解釋這類事情，」達濟說，「他們會說，這樣的人前世一定被蛇咬過！但這個原因並不可信。例如，很多人害怕乘坐飛機，若是按照這樣的邏輯，這些人前世一定經歷過飛機失事。但飛機被發明至今只有一百多年！所以答案不可能是如此。恐懼確實是從我們的經歷中產生的，但令我們感覺真實的經歷，卻未必需要實際發生。例如，我們可以想像出一條可怕的蛇並感到恐懼。蛇不是真的，情緒卻是。我們的想像力引發了對死亡極為真實的恐懼。當這種念頭與我們潛在的恐懼連在一起，就會自動形成新的恐懼。這不僅適用於恐懼，當任何念頭與某種已有的印記連在一起，就會形成新的印記。

「印記就像樹一樣。我們繼續以對死亡的恐懼為例。這種恐懼就像樹幹，樹幹會長出新的枝芽，這些新的枝芽就是我們後來的恐懼感，樹則是我們所有與恐懼相關的印記的集合，是一張恐懼的網，是我們意識中不斷變化的恐懼。」

「我們的意識中充滿了各式各樣的樹！」我說。

「是的，」達濟說，「每棵樹都可以再長出一棵新的樹。最終，我們的意識變成了一個錯綜複雜的叢林！每個印記都占據了我們意識中的一塊領地，我們的能量被這些印記牢牢束縛。它們支配著我們的思考、引導著我們的欲求，當印記叢林變得越來越繁密，我們的意識就會越來越遲鈍。意識的能量被束縛，意識的空間也被堵塞。

「之前，我們談到了人的系統是如何被粗性填滿的。」

「固化的印記。」我說。

「是的，」達濟說，「大自然這時會透過一種被稱為『受果』的過程，干預並淨化我們系統中的粗性。受果的意思是『經歷』。在生活中，我們會經歷很多種體驗。瑜伽哲理告訴我們，這些經歷只不過是受果，是我們過去印記的結果，而如今我們要以確實的感知去經歷這些結果。

「我們通常會對這種受果的過程（或者換言之，我們的人生經歷）做出反應，這些反應又會形成新的印記。」

「這過程將永無止境。」我說，「我們製造出印記，印記是人生經歷的結果，接著又在受果的過程形成新的印記。受果似乎是在延續印記，而不是讓我們擺脫印記。」

「我們讓印記永久化了。」達濟說，「當我們認為自己無來由地受苦時，我們就會做出反應。當我們經歷不幸，通常會困惑和怨憤：『為什麼會這樣？』我們會這樣問。我們會向上天抱怨，認為蒼天無眼。但這樣的反應不僅會產生新的印記，更將使我們的內在變得扭曲，讓上天降臨的恩典偏離方向。此外，受果不僅會以痛苦的形式呈現，也會以享樂的形式呈現。請記住：**任何反應都會留下印記！**」

「所以，只有**當我們不對受果做出任何反應，受果才會對我們有所幫助**，」我說。

「是的，」達濟說，「若能如此，受果將對我們非常有幫助。在任何境況下都能保持安詳愉悅，其智慧就在於此。」

「看這裡。」達濟站起身，從書架上取出一本巴布濟的書，開始唸道：

> 「外在助力以他人過失造成我們苦惱的形式出現，如與之對抗，只是說明了自己的無知、毒化了自己的思想。這是非常不妥當的，他人的行為是幫助我們淨化的過程，實際上已將我們置入感恩的狀態。這種情況下，不論這個外在力量為何，實際上，它們所做的工作是盡了摯友的職責。」（昌德拉，二〇〇九）。

「但我們不能譴責自己或他人招致了命運中發生的事——無論任何事。我們也不能指責：『是你親手造成了印記，從而導致了這一切的發生。』我確實見過這樣的例子，人們拒絕幫助正在受苦受難的人，同時說，『我不能干涉自然。』這是不人道的。我們有責任介入並減輕人們的苦難。還有更糟糕的，在虐待他人的同時，還偽善地聲稱自己正在幫助他人實現淨化！此外，在一些傳統當中，人們慣於自責。這是一種負面的方式，必定會讓我們的內在出現更多粗雜。我們不需要招來痛苦，然而，當痛苦不可避免時，我們必須能夠懷著喜悅去接受。」

「這是否就是業的概念，我們應該承受自己過去行為的後果？」我問道。

「我們實際上是承受了自己的印記帶來的後果，而不是行為帶來的後果。」達濟說，「如果行為沒有造成任何印記，也就不會有任何後果，我們就不會以任何方式受其影響。只有印記會導致這一切又回到我們身上。假設我們買了某樣東西，後來決定退貨，如果沒有訂購清單，就沒有要求退款的憑據。印記就像是一張巨大的訂購清單，將我們的行為與後果關聯起來。如果沒有某種印記，行為的後果就永遠不會返回我們身上。記住，受果是大自然消除印記的方式。沒有需要去除的印記，就沒有要經受的果。

「我們還應該理解，受果的目的既不是為了要懲罰我們，也不是要教育我們。《摩訶婆羅多》中有一個著名的故事。」

偉大的戰士比什馬在戰鬥中被擊倒。當他受了致命傷躺在亂箭叢中時，黑天出現在他面前。

「是什麼導致了我必須這樣死去呢？」比什馬問，「我已經審視了自己的前世上百次，但看不到任何可能導致這一命運的原因。」

「再往遠處看。」黑天回道。

「我無法看得更遠了。」比什馬說。

「但我能看得更遠。」黑天說，「在某一世，你是一位王子。有一天，你抓著一條蛇的尾巴甩來甩去，還把牠扔了出去。然後，蛇掉在荊棘叢中，死了。你此刻所面對的，正是當初那個行為導致的後果。這就是為什麼這些亂箭鋪就了你的臨終之床。」

「如果比什馬行為的後果立即呈現，他就能理解他的行為和後果之間的關聯。這樣的話，他就可以從中記取教訓並矯正自己。但是，當因與果之間歷經了如此長的時間，我們便無法輕易覺察到兩者間的關聯。我們只會錯失其中的因果關係。在這種情況下，如何從經歷中記取教訓呢？

「其實大自然並沒有試圖給我們教訓。大自然只是讓我們擺脫印記的重擔，從而使我們的意識保持純淨和輕盈。」

「為什麼大自然要消除我們的印記呢？」我問。

「大自然加以調控的目的是為了保持其系統的純淨。」達濟說，「當印記沉澱在潛意識中，就是在意識和靈魂之間形成一個振動隔離帶。印記不會觸及靈魂，但會在靈魂周圍形成一層殼，使我們無法與內在本源保持連接。這種情況體現了大自然的不完美。

「但是，大自然的受果進程在緩慢地進行著。透過受果，印記將被逐項清除，我們則必須承受每一個印記的影響。這需要時間，而我們在這個過程中遭受了很多痛苦。與此同時，我們添加新印記的速度比清除舊印記的速度更快！

「我們的印記不可勝數，單是透過受果，一輩子都無法盡除。這就是為何如此多的東方靈性傳統堅持認為，一輩子的時間不足以讓我們擺脫印記的影響。但是，透過清心，一次清理就能夠去除掉大量印記，如此一來，所有印記便可在此生除盡。」

「在我讀過的瑜伽文獻中，從來沒有發現任何去除印記的方法。」我說，「相反地，重點似乎都著重於以正面的印記取代負面的印記。」

「印記是不純淨的，」達濟說，「會有好的不純淨和壞的不純淨嗎？只有不純淨。好人的印記促使他們做好事，壞人的印記迫使他們做壞事。這兩種人真的有非常大的區別嗎？他們都戴著枷鎖。唯一的區別是，一副枷鎖是金的，一副枷鎖是鐵的，但無論是金枷鎖或鐵枷鎖，同樣都束縛著我們。這就是為何不須區分好印記和壞印記。滿心的清心方法並不加以區分，無論好的壞的，全部清除。」

「這是否意味著我們沒有自由意志呢？」我問道，「難道我們只是任由自己的印記擺布嗎？」

「當然不是。」達濟說，「我們當然有自由意志，事實上，我們應該慎重對待自己的自由意志！我們始終可以自由選擇要遵循內心純淨的訊號，或是忽視這些訊號，轉而屈服於印記的牽引。選擇在於我們，因此責任也在於我們。」

「所以，處理印記有兩個方面，」我說，「一方面是保持與心的連接，不要屈服於印記的牽引；另一方面是透過清心或受果來清除印記。」

「是的，」達濟說，「透過清心，我們能夠在一次性的清理中批量清除印記，無須像受果那樣逐項清除。此外，清心會在印記還沒有影響行為之前就將之清除。清除印記而不必經歷受果，就像是在麻醉狀態下進行手術，印記不知不覺就被清除了。

「當我們和滿心培訓員一起冥想時，清理將更為深刻。事實上，如果把印記比作大廈，其根基在我們第一次和培訓員打坐時，就完全被清除了。沒有完好的基礎，大廈無法矗立，遲早會崩塌。

「在淨化過程中，我們的責任是每天傍晚進行自己的清心。透過清心，我們得以去除當天所積累的印記。透過定期與培訓員一對一打坐，我們將能在有生之年徹底清除所有累積的印記。

「然而，儘管我們日復一日地清理印記，每月也和培訓員進行數次一對一打坐，印記的負荷並不會減輕，除非我們不再製造新的印記。否則，就像是試圖拯救一艘漏水的船，卻不願花時間精力去修補漏洞。」

「這意味著不要做出反應。」我說。

「是的。」達濟說。

「我們如何能夠不做出反應呢？」我問。

「冥想。」達濟說，「在冥想中，我們學會忽略自己的念頭。我們既不歡迎念頭，也不與念頭抗爭。念頭只不過是在我們面前掠過的幻影。當我們在清醒狀態下，也能夠如冥想中那樣不做出反應，我們就徹底終止了印記的形成，自此擁有了真正的自由。我們無須再設法保持冥想狀態，因為當我們的內在純淨，就不會對如此多的外部刺激做出反應。我們經歷了從本能到直覺、從潛意識到超意識、從頭腦的反應到心的回應的變化過程。」

清心練習

清心是一種很有價值的工具，用處頗多。它能幫助我們擺脫個人的局限，防止我們被生命中那些難以抗拒的粗雜阻礙。很多時候，清心幫助我避免在生活中鑄成大錯。僅僅幾分鐘的清心，就可以帶來如此多的清明和智慧。

「我認為，清心方法可能是所有滿心練習中最重要的一項。」達濟說，「查理濟曾經說過，沒有清心的冥想，就像一部豪華轎車陷在泥沼裡。沒有像樣的道路，超級跑車對我們也沒有多大的用處！同樣地，無論我們冥想了多少次，沒有清心，我們無法走遠，因為我們營造的美好內在狀態，將一層又一層地被不淨物覆蓋。

「然而，我們永遠不應該認為自己不潔或不淨。透過清心，我們走向純淨，且從不認為自己不淨；我們走向簡樸，且從不認為自己複雜。在印記之下，我們本就是純淨而簡樸的！不淨物從未觸及靈魂，它只遮蔽靈魂，妨礙靈魂的神性光輝照亮我們的意識。如此一來，我們的覺知將減弱，變得不那麼清明。只須去除不淨物和粗雜，純淨而簡樸的自然狀態自會開始顯現。」

「所以，我們應該把清心作為每日的必修功課。」我說。

「沒錯，」達濟說，「就像洗澡沐浴，將清心作為一個良好的清潔習慣。洗澡或刷牙事關外在衛生，清心則是關於內在衛生。清心使我們的意識如水晶般清澈。」

「當您說到不淨物，您指的是印記，對嗎？」我問道。

「是的，」達濟說，「但這些都只是在理論和哲學層面。當我們真正進行清心時，會感到非常輕盈、清新。這是一種明確的感覺。無論印記理論是否令我們信服，這種感覺都將激勵我們。我想，這種輕盈感是促使多數人練習清心的原因。清心令人們覺得自己煥然一新，人們喜歡這種感覺。

「隨著時間的推移，我們會發現自己發生了轉變。許多習慣和傾向消失了。有時，我們甚至沒有注意到這一點，直到有人說，『你怎麼啦？以前你不是總愛發脾氣嘛。』『哦，真的嗎？』我們會感到驚訝，因為我們自己都不記得了。

「大多數情況下，我們會在傍晚進行十五到三十分鐘的清心；但是，有時我們不必等到傍晚。也許我們與他人發生了爭吵，或是看到令自己感到震驚的事物，在這種情況下，立刻坐下來清心，哪怕只進行兩、三分鐘。你想，如果我們午餐時不小心將番茄醬灑得襯衫上到處都是，會等到晚上再換洗衣服嗎？這道理是一樣的。不必背負著沉重的負擔，即刻處理就對了。如果發生了極端情況，令我們感到非常不安，請聯繫滿心培訓員進行一對一打坐。培訓員會和我們一起冥想，用瑜伽慧能幫助我們。

「當我們與培訓員一起打坐，在我們冥想的同時，培訓員會對我們進行清理。從培訓員那裡得到的清理，將比我們在日常個人練習中獲得的更加深入。當我們與培訓員一對一打坐時，我們只要冥想即可，培訓員自會進行他們的工作。一對一的時候，我們不需要用清心的方法，因為培訓員已經在為我們進行清理了；但當我們自己清心時，則應避免在清心的時候冥想。我們應按照方法進行清心。」

「我們怎麼能確定自己是在清心，而不是在冥想呢？」我問道。

「在冥想中，我們可以讓自己越來越深入地放鬆，」達濟說，「但清心是一個更加主動的過程。在清心的過程中，我們會用意志力將所有粗雜排出，所以清心時，我們必須維持警覺。

「但最好的辦法，是一開始就避免造成印記。」達濟笑著說，「某些情況下必然會產生印記——比如，爭論。在爭論開始之前，我們就已經知道會發生什麼了，知道自己會不喜歡對方所說的話。這時我們就需要有覺知。在開始艱難的對話之前，用對他人的同情和理解給自己打好預防針。但我們也必須了解自己！知道自己可能會做出什麼反應，而當自己將要做出反應時，提醒一下自己。

「通常我們認為，清心是具有療癒性的，我們可以用來清理自己，使自己的內在狀態正常化。但清心也能夠發揮預防的作用。那是在八〇年代，我在紐約開設第一家藥局，當時我們有一位實習生剛結婚不久，也剛開始冥想。他的職責之一，是將藥物送到療養院和醫院，在工作過程中他常會遇到一位護士，專門負責將藥物分發給病人。有一天，他回來時紅著臉。『葛木雷什，我有大麻煩了，』他說。『發生了什麼事？』我問。『這位護士在追求我。她太動人！太漂亮了！我動心了，但我已經結婚了。我知道自己甚至連想都不該想，但我還是忍不住想去見她。看，她把她公寓的鑰匙給了我，讓我今晚去找她。』

「我說：『對不起，我幫不了你。』當時發生了很多事，但我立刻想到一個辦法：『我們給查理濟寫封信吧。』他說：『等寫完信再收到回信，已經太遲了——她今晚就在等著我！』當時，傳真機還是個新玩意，於是我告訴他：『好吧，寫完信，我們把信傳真給查理濟。』那時紐約是白天，而查理濟所在的印度則是半夜。不過，查理濟睡覺的時候會把傳真機放在床邊。於是，這位實習生寫了一封信：『請幫幫我。我無法抗拒這個欲望。』他立刻就收到了回覆：『坐下來清心五分鐘，然後問問你的心。』於是我說：『去辦公室吧，去那裡進行清心。』他就去了。當他完成了清心回來時，對我說：『葛木雷什，我不該寫那封信的。』我問他為什麼，他回道：『現在欲望消失了，我不得不錯過這個機會了！』

「當我們清心的時候，欲望會減弱、人會清明。如果他去見了那位年輕女子，他可能會形成強烈的印記，最終將感到內疚。所以清心也能達到預防的作用。

「現在，假設我們在辦公室度過了充滿壓力的一天，到家時，已經處於一點就炸的狀態。也許我們的妻子也經歷了艱難的一天，所以她也是一點就炸。你覺得，這時我們和妻子相處會發生什麼事呢？必定是大爆發！所以，最好先將負擔清理乾淨。一到家就進行清理，如此一來，我們和家人的相處就能夠更加平和、有愛。

「你知道孩子有一種玩具叫陀螺嗎？當陀螺以軸心旋轉，是不容易被打翻的；只有當陀螺已經不平衡、軸心不穩定時，才會被打翻。大多數情況下，這就是我們晚上回家時的狀態——我們的軸心已經不穩定了。所以在有機會做出反應之前，先透過清心來穩定自己，否則就像是滿身大汗地從健身房回到家，然後立即擁抱自己的家人！不管家人有多愛我們，他們肯定會希望我們先去洗個澡！在清心之後，我們就能更平穩地和家人相處了，這麼做既是為了自己，也是為了家人。我們必須小心翼翼地對待他人，我們的行為和態度不應給他人留下印記。如果他人沒有去除印記的方法，我們就必須更加注意。我們有清理自己的方法，如果我們形成了一個印記，我們可以清除，其他人則不然；如果他們形成了一個印記，並不總是能夠輕鬆地將之消除。

「我們甚至可以透過進行自己的清心來幫助他人。我們的許多印記都是集體印記。例如，家庭成員經常表現出共同的傾向和特徵，這些都是共同印記造成的。現在，透過清理自己身上的某個印記，我們也削弱了他人身上的印記。去除集體印記中我們自己的那部分，就像是移除了一座山的底層，最終，集體印記都會土崩瓦解。」

「所以，當我們清理自己的時候，也是在清理他人。」我說。

「是的，」達濟說，「但只是間接地清理。不過請想像一下，如果有數百萬人都在進行清心，我們就能親眼目睹這個世界快速地轉變！」

清心

採取舒適的坐姿，懷著清除所有日間積累的印記的意念。

閉上雙眼並放鬆。

想像所有粗雜和不淨物從整個系統中離開，從背部以煙霧的形式流出，在尾骨（脊柱底部）到頭頂之間的部位流出。

整個過程中保持清醒，不要糾纏於浮現出來的想法和感覺。嘗試對自己的念頭只做觀察員。
以信心和決心輕輕地推進清理的過程。
假如注意力分散，在想其他事情，輕輕地將注意力轉回清心的過程。
當印記從背部離開，你會開始感覺到輕鬆。
維持這個過程大約二十到三十分鐘。

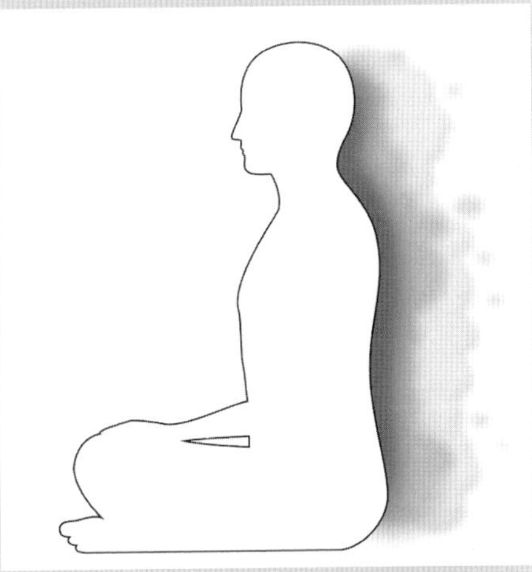

當你感覺到內在輕盈，可以開始進行第二步。

感覺來自本源的純淨聖流從前方進入身體。聖流進入你的心中，並流遍全身，滲透每一個粒子。

讓自己沉浸在這種感覺中，維持一到兩分鐘。

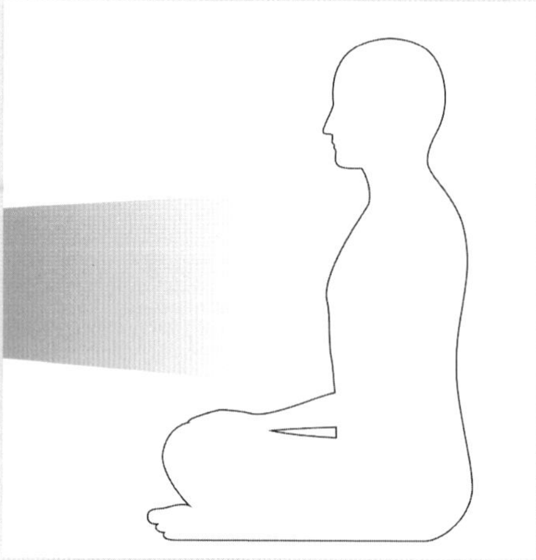

現在，你回到了一個更加平衡的狀態。身體的每一個微粒都散發著輕盈、純淨和簡樸。

以堅定的信心結束，相信清心已經有效完成。

第五章　祈禱

滿心的第三項核心練習是祈禱。

我們每天進行兩次這種特定的祈禱，此外，也可以依據內心的需要，隨時進行祈禱。

祈禱，是靈性體那律動的心。在眾多靈性方法中，祈禱都體現出一種共同性——儘管祈禱的方法和目的各不相同，但都是我們與比自己更高的事物連接的重要方式。若能以正確的態度祈禱，祈禱就會超越本身，成為一種存在狀態——遍及我們一切活動的永久、虔誠的狀態。

和達濟在樹林裡散步的時候，我問了他一個問題：「什麼是祈禱？」

「祈禱是內心的吶喊。」達濟說，「心的感覺不能被邏輯思維控制。通常，我們會在認為自己缺乏某項事物時祈禱，例如，在走投無路時祈禱，就是很自然的一件事。

但是，如果我們在高興和欣喜若狂的時候，能夠與上天連接並表達感激之情，這種感受也會成為一種祈禱。在這種情況下，我們不是在祈求，而是在分享快樂，就像我們會透過內心的吶喊來分享悲傷一樣。」

「但在大多數情況下，祈禱就是祈求。」我說。

「這是出於我們的恐懼和欲望，」達濟說，「因為恐懼，我們尋求神性的庇佑；因為欲望，我們尋求神性的賜予。如此一來，就催生出一種概念，認為上天就是來實現這兩項需求的。我們將上天視為庇佑者和賜予者，相應地發出祈禱：『哦，上天啊，請保佑我免受疾病之苦。』『我敬愛的上天啊，請賜予我一份工作吧。』於是，每個人都根據自己的需求來看待上天。弱者視上天為力量的給予者，病人視上天為健康的給予者。但上天並非如此，這僅僅是我們自身需求的投射。這也是佛陀從不談及上天的原因之一。在佛陀看來，若能消除恐懼和欲望，我們對上天的所有幻想都將徹底消失。他的觀點是正確的。在此之前，我們對上天的設想都不過是幻想。」

「那麼，上天是什麼呢？」我問道。

達濟笑著說：「有一次，有人來問巴布濟，『您能讓我看看上天嗎？』巴布濟是怎麼回答的呢？他說，『如果我讓你看到了上天，你怎麼知道那就是上天呢？』

「這就像一個小孩問他的母親，『我從哪裡來？』母親只會說，『總有一天你會知道的。』當我們準備好，諸如此類的事自會在適當之時揭示。」

「若想覺察到上天，我們就必須超越想像的桎梏。那麼，用男性來指稱上天，難道不也是一種限制嗎？」我問道。

「用男性來指代上天，相信大家對此都很熟悉，」達濟說，「但這不是對上天的描述。上天無法被描述。上天既非男性也非女性，上天沒有名字、形式或屬性。說真的，任何對上天的談論都不過是空談。」

我們繼續往前走，他說：「我給你講一個巴布濟經常講的故事吧。」

一位苦行僧欲向國王尋求布施。

苦行僧到了國王的宮殿，被告知國王正忙著祈禱。不過，由於苦行僧的聖潔，他被允許在國王祈願時，能夠坐在一旁等候。

苦行僧被帶到了祈願室。國王注意到這位聖潔之人進入了房間，於是轉向苦行僧並歡迎他，但請他耐心等待一會兒，因為還沒完成祈禱。苦行僧坐在一旁，靜靜地觀察著。

「哦，上天啊，」國王祈禱，「請賜予我戰勝敵人的榮光，請賜予我更多的領土，請讓我的王國富有，請讓我成為一個偉大的國王。」國王說了幾分鐘。突然，苦行僧站起身來，準備離開。

「等等！」國王說，「您才剛到，為什麼現在就要告辭呢？」

「陛下，」苦行僧對國王說，「我來向您請求布施，但依我所見，您和我一樣也不過是個乞丐。所以，我不如和您一樣去向上天乞討！」

「為了尋求祝福和利益而卑躬屈膝地跪下，是頗為無禮的。」達濟說，「為個人財富祈禱，就像一個人為了金錢結婚，我們與上天之間的關係被褻瀆了。無關乎我們追求的利益究竟是物質還是靈性方面，這兩種情況的祈禱都不合乎心的禮儀。

「例如，有些人靠近至高是因為害怕下地獄，有些人則是由於天堂的誘惑。但是，尋求任何關於愛的回報，都是一種褻瀆。這破壞了我們與創造者之間的關係。往好的方面想，這就像是一場商業交易；往不好的方面看，這就像是賄賂。正因如此，『為愛而愛』的理念被高度讚揚，真正愛上天的人，除了愛，別無他想。他們不在乎天堂或地獄、不在乎祝福或靈性進步，他們滿足於愛本身。當我們真正擁有賜予者時，別僅是索求禮物，但唯有愛才可能讓我們真正擁有給予者。

「當我們要送給所愛之人禮物。我們輾轉反側，思索該送什麼最合適。終於買了禮物，滿懷愛意地仔細包裝完成。然而，當我們將禮物送給所愛之人，對方卻一把從我們手中奪過禮物，撕掉包裝便帶著禮物匆忙離開——沒有絲毫謝意。你覺得，這會讓人作何感想？對方接受了禮物，卻忽略了送出禮物的人。如果我們真的愛那個人，或許不會介意，不過，對方卻未能真正領會禮物包含的意義。

「付出是一種愛的行為，目的是為了連接給予者和接受者。如果祝福不能為我們與給予者帶來親密關係，祝福就毫無意義。再舉一個例子，一個人為了成為富有親戚的繼承人，千方百計地討好。他可能會得到遺產，但在過程中，他也損失了很多！聖潔的關係被玷汙了。

「如果我們真的在尋求賜予者本身，就請忘掉禮物、忘掉祝福、忘掉靈性成就，因為這些都將以它們自己的方式到來，我們無須為此憂心忡忡。況且，當祂已經在我們心裡，我們還會想要什麼呢？這就是為什麼有些人只會為上天祈願。」

「是什麼令祂對如此高尚的祈願者做出回應呢？」我問道，「是什麼令祂將自己奉獻給我們呢？」

「祂總是在奉獻自己！」達濟說，「這是祂的天性。同時，我們觀察到，儘管我們總是可以從祂那裡得到祝福、慧能傳遞以及恩典，但毛毛細雨和傾盆大雨還是有著天壤之別。」

「那麼，是什麼令祂向我們傾注自己，而非僅是給予點滴祝福呢？」我問道。

「巴布濟曾引用過這樣一首詩，」達濟說，「噢，渴望沉醉於神性之中的你！清空你的心，因為酒瓶只會向空的杯子低頭。」

「**我們必須清空自己才能被注入。**」我說。

「是的，」達濟說，「當我們的心已經滿了，還有空間可以容納其他東西嗎？相反地，我們必須在心裡創造出真空狀態。真空會吸引恩典到來。你知道雨是如何產生的嗎？」

「低氣壓帶來降雨。」我說。

「是的，」達濟說，「低氣壓製造了一種真空狀態，當某處處於真空時，周圍的空氣會被吸入、上升、形成冷凝，然後降雨。因此，如果我們尋求一場神性的傾盆大雨，就必須在自己的心裡營造出低氣壓系統。這意味著我們的心必須處於真空狀態，放下所有對禮物、祝福和特質的欲望。這時，就會出現內在的真空狀態，我們所尋求的神性恩典自然會被吸引過來，傾盆而下。當我們的心完全處於真空時，至高將在我們的心裡定居。祂無法躲開。」

「但真空未必只吸引好的事物！」我說。

達濟笑了。「確實如此，」他說，「心裡哪怕只有一個小小的欲望，真空就會招來麻煩。心可能是無限的，但哪怕只是一個欲望，就可以將無限的心填滿。一旦有了欲望，心便會開始在俗世中尋求滿足，當世俗問題瞬間湧入，真空就將被破壞。稍有不慎，就必定得付出代價！當心處於真空狀態，確實是好的，但前提是心得朝向更高的方向。」

「那麼，您說的『內在真空』，指的是一種無欲的狀態嗎？」我說。

「不止如此，」達濟說，「而是徹底地沒有自我。柏拉圖曾說過，『了解自己』，但巴布濟有著不同的觀念。巴布濟說，『忘掉自己！』

「基督曾說過，簡樸和謙卑的人能抵達天堂。通常我們認為，這意味著他們死後會上天堂，但事實上，有了如此簡樸、天真和無我的心靈，天堂將自動降臨。這樣的人無論走往何處，他們都會在自己的周圍營造出天堂。

「但是當心已經完全知足，天堂還能帶來更進一步的滿足嗎？用瑜伽的術語來說，這種完全知足的狀態被稱為『滅』（uparati）。在這種狀態中，我們在今世無所求，對來世也無所願。你看，我們通常把知足理解為對欲望的滿足，例如，我們已經享受了一頓饕餮盛宴，還會再想吃什麼呢？我們已經足夠飽了！然而，這不是『定』，明天我們仍將再次產生飢餓。相反地，真正的知足是沒有任何待滿足的欲望，徹底擺脫了欲望的束縛。在此之前，我們是欲望的奴隸，為滿足欲望而不停辛勞；現在，我們自由了。所以，這也向我們表明，知足的反面是什麼！」

「是的，」我說，「知足的反面是，備受欲望的折磨！」

「我們大多數人都是根據這些欲望祈禱的，」達濟說，「就像巴布濟故事中的國王。我們想要實現的欲望有四種典型，在瑜伽傳統中，這四種目標被稱為利益（artha）、情欲（kama）、德行（dharma）和解脫（moksha）。這些目標也與我們先前討論清理印記時曾提到的A點、B點、C點和D點有關。

「首先，我們來談談『利益』。這是關於物質成就的欲望，是一種自然的衝動，涵蓋我們的最基本需求：食物、衣服和住所。但這種欲望也可以表現為囤積的傾向，想要擁有得越來越多。衣服、房子、汽車、3C產品——所有我們能想到的一切。如此一來，無論我們是日思夜想最新款的智慧型手機，或是為帳單而擔心，都會產生印記的振動，並波及A點。

「但是，透過冥想，我們對外在物質的關注將轉向內在——不是全部，而是到達必要的程度。結果是，我們不再認為有必要向自身之外尋求滿足。我們於內在找到了滿足！從這時起，我們不再過度擔心自己。你看，我們的視野開闊了。」

「因此，我們的祈願不再反映出向外的傾向。」我說。

「是的，」達濟說，「冥想徹底轉變了我們。這種轉變會體現在很多方面。

「下一種欲望是性的滿足，這就是所謂的『情欲』。情欲渴望形成的印記會停留在B點，製造出激情。」

「幾乎每一種宗教都有禁欲的傳統，」我說，「我們是否應該避免滿足情欲的渴望呢？您是否同意人們因繁衍的需要而保留性呢？」

「我想分享一件事情。」達濟說，「有一次，當我在北印度旅行時，一位老人來看我，並提出了一個尖銳的問題。他問道，『為什麼每次性行為後，我都會感到內疚？』我說，『因為你只是在滿足自己，從沒有為對方著想。』

「你看，只有當我們自私的時候，才會產生內疚。具體是哪種自私並不重要，可以是性，也可以是任何事物。例如，若我們在大眾運輸上和老年人搶座位，能感覺很好嗎？當自我掌握了主導權時，我們就會感到內疚；反之，在為他人而著想時，我們心中會湧起一股莫名的喜悅。無私是自然的。當狗向羊群吠叫警告有狼靠近時，難道不是無私的行為嗎？

「利用他人，將他人當作取悅自己的物品，就會產生內疚。如果願意，可以與那些出於愛而祭拜女神雕像的信徒進行對比。愛可以把純粹的物件變成可供崇拜的女神，選擇就在於此：是把物件變成女神，還是把女神變成物件！前者出於無私，後者則出於自私；前者是高尚的，後者則將導致內疚。想知道轉變的祕訣嗎？唯有讓他人變得高尚，我們自己才會變得高尚。所以貶低他人，就是在貶低自己。而且，讓他人變得高尚，並不意味著我們在幫助他人變得高尚，這只是表示我們得以覺察到他人與生俱來的高尚，並尊重這種高尚。我們可以為了轉變而日夜祈禱，但除非我們懷著尊重、莊嚴和神聖的崇敬靠近他人，否則轉變是不會發生的。」

「您說過，基於情欲的渴望，最終會令人感受到一種激情，」我說，「什麼是激情呢？」

「就是對事物的執戀。」達濟說，「讓我們比較一下這兩個詞：激情和同情。激情讓我們執迷於想要占有作為泄欲對象的那個人，我們更關心自己的滿足感，而非他人的感受；反之，同情讓我們願意為了他人犧牲自己。激情將導致內疚，同情則讓人變得高尚。我們會因為同情變得喜悅。想知道該如何吸引恩典嗎？保持喜悅。祕訣就在於此。恩典有何意義呢？一次傾盆的恩典，就得以成就一千次慧能傳遞也永遠無法完成、一千次祝福也永遠無法實現的事。所以我們應當富有同情心，如此一來，就能夠擁有喜悅，有了喜悅，恩典必將向我們傾盆注入。

「當我們對他人充滿愛、關心和同情時，就不會試圖從他人身上得到任何東西，也不會試圖操控他人。人們之所以喜歡接收，原因在於感覺不到完整，但即使一再接收，也永遠無法因此而完整。完整只能由付出獲得實現，而唯一的禮物正是我們自己。所以，付出自己吧。我們會發現獲得將遠遠多於付出。或許我們會好奇，如何付出自己的一切呢？其實，無法將一切都給出去，只能不斷地付出。

「然而，慷慨的心不僅意味著付出，也不僅意味著幫助他人。真正的慷慨，是心無芥蒂地接受他人的意見和分歧。

「這就來到了下一個類別的欲望：德行。事實上，我覺得『德行』不應該與欲望有任何關係。『德行』的梵文是『dharma』，字面上的意思是『所堅持的東西』。堅持什麼呢？堅持正義。我們就是堅持正義的人！希望獲得德行是軟弱的。為德行祈禱，就像是為了阻止自己去搶劫而祈禱。這其實非常簡單——不要這樣做就好！如果我們想要生命具有德行，如果我們想要真實、善良和愛，首先必須堅守德行。舍我其誰？所以，希望獲得德行是沒用的、期待德行是沒用的，為德行而祈禱也是沒用的。我們要成為德行的典範。德行的要求是：愛所有人、不傷害任何人。這也正是心的天性。你看，我們應從內心培養對德行的理解。很多時候，我們對德行的覺察是深根於意識形態的。心的天性是普遍存在的，但意識形態是有局限的。意識形態是我們的文化、宗教和許多其他事物的產物。不同的意識形態導致了分歧、憎惡，甚至仇恨，這些印記停留在C點，並固化為偏見，巴布濟將偏見描述為靈性的敵人。

「在印度的傳統中，被稱為化身的神聖人物，將在世界極度墮落時，為了恢復道德而降生。但，這真的有必要嗎？我們總是將維護道德的義務推給他人。如果每個人都能堅守道德，而不是指望著主的降臨，不就能為祂省去很多麻煩！

「而當我們不遵守道德時，會發生什麼事呢？這並非指我們會受到懲罰；相反地，我們會懲罰自己。我們將背負內疚的重擔。如前所述，內疚在人體架構中有個特殊的位置。沉積在D點的內疚，會把我們壓垮。我們的心門緊鎖，靈性擴展被中斷。因此，務必避免去做任何可能令自己感到內疚的事，此處良心正是唯一的裁判，與外在的道德權威無關。但是，良心也比任何外在的裁判都更為嚴格，能夠對我們處以更嚴厲的懲罰。

「解脫，是下一個類別的欲望，人們為此努力並祈禱。在印度的宗教傳統中，解脫通常是指擺脫了死亡和重生的迴圈，並且被譽為人生的至高目標。事實上，解脫只是一個相對較小的成就，還有更多遠遠超過於此的。

「若將自由存在於不受束縛的靈魂領域中的解脫，與經濟獨立、無憂無慮生活在世俗中的解脫相比，這兩種願望有很大的差異嗎？在這兩種情況下，我們都在尋求自由——一種隨著我們境況的變化而來的自由。」

「那麼，對物質財富的欲望和對靈性解脫的欲望是相似的嗎？」我問道。

「兩者都會在A點產生振動，」達濟說，「因此，渴望解脫將適得其反。這將令我們感到沉重，而非減輕負擔。對解脫的欲望，代表著一種逃避現實的衝動，源自於我們不如意的經歷。如果一間餐廳的食物令人反感，我們可能再也不會去這間餐廳；同樣地，當我們對這個世界感到失望，就很可能開始厭惡這個世界。如此一來，我們就像是個欲掙脫牢籠的囚犯。這不是正面的渴望。

「我們也會為了解脫而祈禱，因為我們認為這種不受束縛的狀態，將令我們不再被另外三種欲望奴役。但事實並非如此。我們當中有很多人已經具備解脫的條件，但他們仍然渴望著利益、情欲和德行，依然會為了這些欲望祈禱。為知足而祈禱難道不是更好嗎？但是，如果我們冥想的話，為什麼還需要為知足祈禱呢？只要規律地修習，知足自會到來！

「當我們感到知足——當我們成為了聖人，不再渴求利益、情欲、德行和解脫——我們還需要為了什麼祈禱呢？」

達濟停頓了一下。

「儘管過去我們常常為自己祈禱，但，現在我們開始為他人而祈禱。當然，這並不意味著須等到成為聖人之後再這麼做！即使是現在，也應該為他人祈禱。祈禱的效果不會因受益者的增加而被稀釋；相反地，越多的受益者將使祈禱產生更大的波浪。

「另一方面，」他說，「可以在為了自己的祈禱中納入他人，這樣的想法是自相矛盾的。假設我們居住的地區發生了水災，我們心想，『上天，請不要讓我的房子被洪水淹沒。』但在祈禱時，我們修正了這種想法，說道，『上天，請不要讓我鄰居的房子被洪水淹沒！』這時，上天被我們弄糊塗了，我們口不對心。將鄰居納入祈禱的範圍，能夠因此掩飾自私的祈禱嗎？我不這麼認為。錯誤的鑰匙永遠無法打開正確的門！利他的想法必須是我們的初心，不能是補救式的。

「在祈禱中，意圖比言語更加響亮。毫無疑問地，為他人祈禱是我們的責任，但如果沒有愛，責任總會是一種負擔。朋友請你幫忙，儘管你表面上說好，心裡卻在抱怨。我們再舉一個例子。當你不喜歡自己的工作，你會覺得自己像是在被奴役，心中充滿憤懣：『為什麼我一定要做這麼辛苦的工作？』我們會非常生氣。相反地，當我們在做自己熱愛的事，就會感覺自己一點也不像在工作，我們非常努力、完全不覺得辛苦，也不會注意到時間一下子就過去了。當愛存在，責任的概念就消失了；當我們懷著愛，自會以最自然的方式去完成，且不會感覺到責任的負擔。沒有愛的責任將使人成為奴隸，而愛會使人自由。毫不費力的行動，祕訣就在於此。愛不僅是祈禱的基礎，也是我們一切行動的基礎。」

「如何將以自我為中心的意圖轉變為無私呢？」我問道。

「這就需要我們變得無私。」他笑著回答，「你看，當心門緊鎖，我們只愛自己、只為自己打算；當心開始敞開，我們就會開始想到自己最親近的人。當心持續敞開，愛的圓周將相應擴展；當心無限敞開——此時，將沒有門也沒有牆——愛就在無限的宇宙中流動。人開始感覺宇宙屬於自己，自己也屬於宇宙，不再總想著『我』，而是想著『我們』。

「因此，讓我們再也不要有自私的祈禱吧。事實上，與其優先為自己祈禱，然後再考慮其他人，為何不把這個公式倒過來呢？真正發自內心去做到先人後己。

「然而，我們很快就會發現，在祈禱中包含自己無法令人滿意，即使你不是將自己放在優先項目。你看，想著自己，總是會減弱祈禱的效果，會毀掉一切。當我們懷有信仰時，為什麼還要以自己的煩惱打擾上天呢？如果沒有信仰，又為什麼要祈禱呢？接受是最高尚的道路。你知道的，我們的兩任大師都經常生病。以他們高深的修為，我相信他們可以輕而易舉地在瞬間治癒自己。然而，他們所處的靈性維度不會允許這樣的事情發生，他們更願意心懷喜悅和感激地接受病痛，該如何就如何。」

接著，他眼中閃爍著光芒，補充道：「但這並不意味著我們應該接受自己的不完美！」

「您剛才提到敞開的心，但您能告訴我這究竟意味著什麼嗎？」我問道。

「想想一顆封閉的心會如何，」他說，「這樣你就會明白了。」

「嗯，」我說，「我明白了，但如果可以的話，還是希望您能稍加解釋。」

「我來講個故事吧。」

每天早晨，當太陽準備升起，私人助理便會為太陽端上咖啡，並呈上一份名單，上面列著太陽務必去照耀的人。

「先生，這個在阿根廷的男人非常需要您的溫暖，請您務必記得照耀他。」以及，「先生，中國有個小女孩非常可愛，請您也務必記得她。」

有天，在經歷漫長照耀的一天之後，太陽即將下山，助手跑了過來。

「先生，您現在還不能下山！您今天的工作還沒有完成。」

「我不太明白你的意思，」太陽問，「正如之前的每一天，今天我一整天都在照耀。現在我累了，想休息。」

「您還記得我今早提到的那個阿根廷男人嗎？」太陽的助手問道。

「我當然記得。」太陽說。

「他整天都處在黑暗中，您沒有照您答應過的那樣照耀他。」助手說。

太陽沉思了一會兒，說：「親愛的，我的天性是照耀所有人，而我也是這樣做的。但請告訴我，如果這個人整天把自己關在屋子裡，還拉上窗簾，我又能夠怎麼做呢？」

「敞開的心就像太陽，照耀著所有人。它唯一能做的就是散發愛。愛一視同仁地從敞開的心流淌而出。然而，我們能說心在愛著嗎？更確切地說，敞開的心本身就是愛，任何走進愛的光芒的人都會感覺被愛著。什麼是封閉的心呢？就像那個整天把自己關在屋裡的人一樣。

「敞開的心就是付出的心，但也是接受的心。從這個意義上說，敞開的心就是謙卑的心。」

「我不太明白。」我說。

「任何利己主義者都可以付出，但只有謙卑的人才能接受。」達濟說。

他從口袋裡掏出一枚硬幣遞給我，同時問道：「你看，你的手是怎樣的姿勢呢？」這時，我的手掌是攤開的，手心朝上。

「我們把這個姿勢和你提出的問題聯繫起來。」他說，「祈禱就是請求更高層面的幫助，無論是為自己還是為他人，請求總是謙卑的，這是祈禱的首要因素。

「反之，如果我們把自己看作是給予者，看作是無限的本源，世上就沒人能夠幫助我們，連上天也不行。我們必須謙卑地意識到，無論向他人付出什麼，都不是源於自己。如果我們給了別人一塊錢，這一定是我們從某處得到的，不是嗎？」

「我可以留著這枚硬幣嗎？」我問。達濟呵呵笑了起來。

「你真會開玩笑！」他說。

我把硬幣還給達濟，並說，「好吧，這枚硬幣是為智慧而付的費用。」

「哦，智慧就值這麼點兒錢？」他開玩笑說，「無論如何，我分文不取，你還是自己留著吧！」

「那麼，我再請教您一個問題，」我說，「在某種特定情況下，我們怎麼知道如何才是最好的祈禱？」

「這是一個只有頭腦才會提出的問題，」他回答，「不幸的是，沒有答案能令它滿意。祈禱是自動從懷有愛的心中發出的，因此，只有懷有愛的心才能回答這個問題。理智的頭腦永遠不可能知道答案。

「你一定聽說過那個著名的中國民間故事，塞翁失馬。」達濟說。

我沒有聽過這個故事，於是我請達濟告訴我。

很久以前，有一個非常有智慧的農夫。

有天，他的馬跑走了。

當鄰居向他表示慰問時，農夫只是說：「誰知道什麼是好，什麼又是壞呢？」

第二天，這匹馬帶著一群野馬回來了。

這一次，鄰居向農夫祝賀，但農夫再次回答：「誰知道什麼是好，什麼又是壞呢？」

農夫的兒子試圖馴服其中一匹野馬，從馬上摔了下來，摔斷了腿。

鄰居再次表示慰問，而農夫再次回答：「誰知道什麼是好，什麼又是壞呢？」

不久之後，農夫所屬的國家與鄰近地區爆發戰爭，軍官前來村裡徵兵參戰。

農夫的兒子由於斷腿，被認為沒有戰鬥力，躲過了兵役。

後來，與農夫同村的許多年輕人在戰場上喪生，農夫的兒子卻因斷腿得以倖存。

「想像一下，如果農夫祈禱他的兒子不被野馬所傷，如果這個祈禱得到了回應，他的兒子可能會在戰爭中犧牲。

「我們永遠無法知道結果是好是壞。唯有在結果已經明朗的情況下，我們才能知其好壞，但這樣的話，我們還需要祈禱嗎？

「在戰爭期間，每個人都在祈禱。如果各方陣營都在祈禱勝利，上天該對哪方做出回應呢？戰爭本身已經令上天傷心，畢竟，上天的孩子們在戰鬥！我們為這樣的事情祈禱，是愚蠢的。這只表示了我們對上天知之甚少。」達濟悲傷地搖搖頭。

「即使是無私的祈禱也很容易出錯。」他繼續說，「假設我們決定為了消除某人的恐懼而祈禱，這是一件高尚的事情，對吧？好吧，表面上看來確實很好，但在一些特殊的情況下，可能仍需要一定程度的恐懼。如果上天賜予一個強盜無畏，或賜予一個身居高位的貪官無限的勇氣，會發生什麼事呢？他們只會變得更加寡廉鮮恥，不是嗎？這樣一來，無畏將適得其反。我父親常說，如果將財富授予一個沒有品格、缺乏道德的人，財富只會毀了他。在我們的社會中有很多這樣的例子，那些生來享有特權的人，會發現自己的人生道路充滿坎坷。我們永遠不知道這些事情會將我們親近的人帶往何方。」

「那麼我們怎麼知道該為什麼而祈禱呢？」我問道。

「當心變得敏感，就會對他人真正的需求做出回應。這時，我們的祈禱自然將符合他人真正的需求。」

「好吧，那您是如何讓自己的心變得敏感呢？」我問。

「你真的想要讓自己的心變得敏感嗎？」他說，「當我們自己就有如此多的痛苦和煩惱時，真的還想要分擔他人的份嗎？敏感的首要先決條件，是願意承受他人的痛苦和煩惱。只有當我們能夠承受他人的痛苦時，才能察覺到他人的痛苦。其次，察覺到別人所處的困境又有何意義呢？假設有駭客侵入了我們的銀行帳戶，這時，他們掌握了我們的財務狀況，難道他們會關心如何讓我們的收益最大化嗎？」

「當然不會。」我說。

「除非我想幫助你，否則沒有理由知道你的財務狀況，對嗎？同樣地，除非我們打算利用這種敏感來完善他人，否則不需要對他人的痛苦和煩惱變得敏感。只有愛才能讓這一切變得可能，有了愛，就會願意承受。有了這兩種特質，我們的心將以最直覺、自然的方式知道自己該如何祈禱；而當我們缺乏這些特質，就會為該如何祈禱而感到困惑。

「不過，如果我們有能力以實際行動幫助他人，就不要滿足於坐下來祈禱。反之，做點什麼吧！請伸出援手。查理濟曾經說過，祈禱是弱者的首要手段，是強者的最後選擇。如果我們什麼都做不了，就祈禱吧。但是，如果我們能為他人提供食物，就請提供食物吧；如果我們能為他人提供住所，就請提供住所吧。為了面臨的問題祈禱之前，盡己所能去解決問題，是人類應盡的義務。當然，如果我們沒有足夠的錢養活自己的家人，那麼先養活別人的家人就是不對的。我們始終需要先盡到自己的本分。」

「這讓我想起了『慈善始於家庭』這句諺語。」我說。

「是的，」達濟說，「但令人遺憾的是，我們的能力終究有限。儘管我們想要幫助世上的每一個人，卻根本沒有相應的個人資源。那麼，對於一個正在受苦的人，我們至少可以花點時間陪陪他、與他共情，坐在他身旁。我們可以什麼都不說，也可以什麼都不做，只是陪伴。你看，我們的陪伴將很有效。這樣一來，朋友會感覺到，『現在我不是孤立無援的』，這將賦予他力量。」

透過祈禱與本源連接

「祈禱的最佳方式是什麼？」我問道。

「有兩位歌手，一位音準無懈可擊，另一位則是唱出的每個音符都動人心弦，我們會更喜歡後者，不是嗎？」

「是的。」我表示同意。

「當一位藝術家能夠令人感動，我們就不會在意他是否音準出錯或筆觸粗糙，」

他說，「只有真誠才能觸動人心。如果有人用憤怒的語氣說『我愛你』，我們會感到心動嗎？

「祈禱也同樣如此，重要的是情感和真誠。我想起一個美妙的故事。」達濟說。

有一個平凡的農夫，每天晚上都會向上天祈禱：「如果您來到我身邊，我會讓您坐在我最喜歡的樹下，讓您遠離酷熱。我會為您沐浴。只要您喜歡，我就幫您搓背。」

住在農夫隔壁的婆羅門祭司，一遍又一遍地聽著這些禱文。

有天，祭司說：「這算什麼祈禱!?你要給上天洗澡?你要給上天搓背?簡直是胡說八道！」

於是農夫謙恭地說：「那請您教教我如何祈禱吧。」

祭司同意了，並教了農夫一些梵語經文。

第二天，農夫沒記住那些經文。「請再教我一遍吧，」他說，「我忘了您教我的東西。」祭司又教了他一遍，但是農夫又忘記了。

如此重複了幾次。最後，農夫感到非常困惑和沮喪。後來，有天晚上上天來到了祭司的夢中，說：「看，你毀了這個人的生活。他的祈禱是最好的祈禱。」

「你看，農夫已經表達了自己的想法，」達濟說道，「他已經說了，『這就是我打算為你做的事情。我只知道這些。』至於那些梵語經文，還是忘了吧，我們甚至不知道它們是什麼意思。這不是在貶低古代經文的價值。這些經文非常棒，但我們需要理解其中的意涵，禱文必須對我們有意義，否則，只不過是鸚鵡學舌。

「言語不是感覺——言語只是對感覺的描述。死記硬背的祈禱只是感覺的外殼，這樣的祈禱是空洞的。有效的祈禱是言語與內心的感覺相互呼應。然而，當內心充滿了情感，還需要言語嗎？

「只有透過沉默，我們才能與內心的存在溝通。在這種沉默中，連我們的思想都是沉默的。」

「我能理解無聲的祈禱，」我說，「但什麼是無念的祈禱呢？」

「祈禱的行為必須變成一種祈禱的內在狀態。」達濟說，「例如，你觀察過一對結婚幾十年的夫妻之間的互動嗎？一個眼神就足以表達心意，幾乎不需要言語。經過多年相處，他們已經不須透過言語溝通，而是進入了一種心意相通的狀態。兩個人相互了解得越少，就越需要溝通交流。新婚夫妻總是需要大量的溝通。彼此了解得越多，溝通就越精妙；當彼此相知甚深，溝通反而顯得多餘。

「同樣地，在我們試圖恢復與本源連接的過程中，一開始是正式的祈禱。但祈禱只是第一步，它必須成長為祈禱的狀態。例如，飯前禱告是很常見的，但如果在禱告完立即狼吞虎嚥，那麼剛才營造的禱告的心境會如何呢？如果沒有祈禱的內在狀態，祈禱只不過是一種虛偽的行為。這樣的祈禱是很荒謬的。

「通常，我們會讓孩子臨摹字帖學習寫字。藉由臨摹，孩子學會如何寫字。同樣地，正式的祈禱必須變為祈禱的狀態，此後，正式的祈禱將顯得不必要和多餘。如果我們沒有逐漸養成祈禱的狀態，就像成年人仍依賴字帖寫字。

「這種內在狀態是獨特的。它沒有外在的表現，也無須遵從任何的外在原則——外在表現或外在原則意味著儀式。當我們把祈禱變成儀式，就失去了祈禱的重要意義。

「然而，祈禱的狀態只是另一個開始，目的是帶領我們超越這種狀態，到達另一個層次。」

「在超越了祈禱的狀態之後，又是什麼呢？」我問他。

「合一。」達濟說，「二元性是祈禱所固有的。在祈禱中，總是有兩方：一方是需要幫助的人，另一方則是提供幫助的人。我們祈禱，而偉大的存在則被預設為在傾聽並回應我們的祈禱。如果沒有這樣的二元性，是誰在祈禱，又是誰在接受祈禱呢？我們與內心的神性存在之間仍然有所區別，仍然有兩方，仍然存在著一種關係。另一方面，透過冥想，我們將逐漸進入一種與內心神性存在合一的狀態。我們超越了二者之間的關係。

「單憑祈禱，實現合一的可能性相當渺茫。我們仍然是我們，而本源仍然是本源。」

「那麼祈禱應該發揮怎樣的作用呢？」我問道。

「我們想要與神性法則融合，祈禱有助於我們發自內心地認識這種神性法則。」

達濟說，「祈禱應當這樣進行——祈禱應當轉化為冥想。事實上，這是一種心靈的迸發，強烈感受到與所愛者分離的劇痛。心會說，『我再也忍受不了這種分離的痛苦了！』我想起了童年時的一首二行詩：『上天啊，請至少到我的小茅屋來一次吧。我會如此深情、滿懷愛意地款待您，您肯定會忘了自己在天堂的居所。』從某種意義上說，祈禱是內心的吶喊，在這種吶喊中，珍珠般的淚水慢慢滑落臉龐，淨化了內心雜質。這種心的劇痛，讓我們被愛的對象牢牢吸引，最終，像江河入海，祈禱狀態化為與本源融為一體的冥想狀態。」

滿心祈禱

按照滿心的方法，我們在每天晨間冥想前默念一遍滿心禱告詞，一天結束後，在臨睡前再默念幾遍。如果以正確的精神進行，這種無聲的祈禱會營造出一種獨特的內在狀態。

在最初練習滿心時，我幾乎把祈禱當作是例行儀式。正因如此，我的心從未對祈禱有過渴望。最後，我徹底停止了祈禱。

然而，有天晚上，我感覺到自己特別被禱文吸引，於是全心全意進行了祈禱。我內在的靈性狀態立即改變了。那天晚上，我的睡眠更像是深度冥想，而不是常規睡眠。早上醒來時，我的內在狀態非常獨特。此外，我那天的晨間冥想也很特別，有了前所未有的體驗。由於這次經歷，我不再忽視祈禱，祈禱成了我生活的基本要素。即使到了今天，祈禱仍日復一日帶給我新的啟示。

大師！
您是人生真正的目的。
我們仍然是欲望的奴隸，
阻礙著自己的進步。
您是唯一的真如和慧力，
能使我們昇華。

「臨睡祈禱的目的是什麼？」我問。

「這是營造祈禱般清醒狀態的最佳方式。」達濟說，「祈禱的目的是讓我們恢復與本源的連接，但祈禱狀態是另一回事。當我們開始感覺到神性存在，就會出現祈禱狀態。之後，我們就會想要臣服，融入那神性的海洋中。

「當我們將身體、思維和靈魂轉向神性，就會體驗到那股強烈的存在。這種全面轉向神性的狀態，是有意識的頭腦無法營造的。在白天，當我們完全清醒時，往往是由智力主導我們的意識。智力的存在有其目的，但說到營造祈禱的內在狀態，智力是沒辦法幫上忙的。

「不過，介於清醒和入眠之間，意識和潛意識的狀態會有一個交會點。帷幕暫時拉開，此時兩種狀態得以相交。這時我們的腦電波模式，現代科學家稱之為 α 狀態。在 α 狀態下，我們會沉浸於內心，對祈願非常敏感。此時，我們可以有意地在潛意識中種下祈禱的念頭，讓它們扎根，並生長於潛意識的沃土。就像種子在土壤中悄然萌生，祈禱也將在朦朧的潛意識中發芽成長，直到突然進入清醒的覺察狀態。如此一來，我們就可以在潛意識中播種祈禱，並收穫祈禱的清醒狀態。

「但我們必須用感覺去祈禱，潛意識只懂得感覺的語言。我們可以將空洞的言語播種在潛意識中，但這樣的言語就像枯死的種子，永遠不會發芽。在臨睡時，我們往往太睏了，無法用真正的感覺激發自己。因此，我們可以在白天清醒的時候練習祈禱，在我們清醒時培養那種感覺。然後，當我們在臨睡前再次祈禱，祈禱的行為就將喚起我們先前的感覺。

「在白天，當智力得以充分發揮的時候，我們也可以從另一個角度來理解禱文的意義。事實上，我希望每一個初學者，甚至是資深練習者，都能進行這個練習——花一至兩天的時間，試著理解禱文真正的重要性和意義。禱文遠不止言語上的祈願。然後，看看我們發現的意義背後隱藏著什麼。心中默想著禱文，一遍又一遍地冥想。第一行、第二行、第三行，深思每一個字。不要著急！每一次都會展開新的維度。

「祈禱的目的是為了讓我們轉變。人們通常認為轉變來自於上天，是祈禱的結果。但是，讓我們轉變的正是祈禱本身，而非祈禱的回應。轉變發生在我們祈禱的那一刻，真正的祈禱本身就是回應。

「要與創造者建立緊密的連接，我們的心必須天真純淨。耶穌曾說過，『人應如赤子童心』。內疚就像心中的鉛，極具毀滅性。內疚的心使我們避開神性，將自己隔絕在親手鑄就的牢籠中。如此一來，我們如何能沐浴在本源那療癒的光之中呢？這裡所談論的，並非與上天連接或被上天接受的問題。母親會拒絕去愛和寬恕嗎？反之，是我們不能接受或原諒自己。懺悔不是儀式。只有當我們真心為自己的錯誤懺悔，自我寬恕才得以實現。發自內心的哭泣，抵得上一千次祈禱寬恕。眼淚是真誠的標誌——在心輕盈快樂時流下的淚水亦同。」

「如果我們沒有任何內疚呢？」我問。

「這樣的話，恭喜你，」他笑著說，「你一定是位聖人。但是，即使是聖人也有可完善的空間。事實上，聖人尤其如此，聖人是如此地謙卑，以至於總能發現自己的過失。即使毫無過失，當我們更加願意傾聽良心的聲音，就會發現，良心提醒我們負責的事情越來越微小；即使是錯誤念頭的蛛絲馬跡，也會引起良心的刺痛。所以，在臨睡前，審視自己的心，看看良知在哪些方面刺痛自己，看看自己對什麼感到不舒服，找出原因。沒有這樣的內省，就不可能實現提升。

「另一方面，自我完善的觀念是有害的。有『自我』，就沒有完善。期待以自我來內省，認為自己能改正自己，是行不通的。『我』太多了。另一方面，在祈禱中，心完全臣服，我們將一切都交託給更高的存在，說，『如您所願！』我們需要的是內省和臣服的結合——這是我們與上天之間的友好協定。**透過虔誠的內省，我們會發現自己的缺點，但並非藉由下定決心依靠自己去改正，而是不再指望自己，轉而尋求更高層面的幫助**。

「當然，最好避免日復一日時時犯錯！有句話是這麼說的：愚蠢的人在行動後意識到錯誤；聰明的人在行動中意識到錯誤；智慧的人則是在行動前就意識到錯誤，而能提前避免。」

「我們如何在犯錯前就知道呢？」我問。

「帶著祈禱的警覺。」他回答道。

「對什麼保持警覺呢？」我問。

「警覺於那些發自我們心中，並從內在指引著我們的訊號。」達濟說，「若能在日常事務中始終保持這種警覺，智慧必將極大增長。

「當我們準備好要祈禱，請懷著謙卑的心、充滿愛的心祈禱。

「坐直身體，輕輕地閉上眼睛，然後放鬆。在腦海中重複禱文兩到三次，在每一個字和每一句話上都稍作停留，這樣我們就能夠盡可能深刻地感知其中的意義。心中默想著這種意義進行冥想，允許自己迷失，或沉浸在這個祈禱式的冥想中。當我們感覺準備好，就直接入睡。

「**完成祈禱後，請維持剛剛營造的狀態**，不要一頭撞在枕頭上。請緩慢地移動身體，漸漸轉換到躺臥的姿勢，別再去想當天的生活或是明日的計畫。當我們逐漸進入夢鄉，務必讓剛剛營造的狀態，繼續滲透於我們的身心之中。」

「這樣的祈禱就成了冥想。」我說。

「這是一種祈禱冥想，營造出祈禱的冥想狀態。」他答道，「巴布濟以振動的形式接收到了這些禱文，他透過感覺去體驗，隨後將振動轉換成文字。我們要做的，則是逆轉這一過程，將文字轉換回構成其精髓的感覺。因此，這些禱文回到了本源，而禱文也正源自於本源。藉由默想禱文進行冥想，我們發現了禱文更深層的精髓，我們的意識得以昇華。當我們在這種意識中入睡時，睡眠會轉變為一種非常特殊的狀態，即所謂的瑜伽睡眠。」

「什麼是瑜伽睡眠？」我問。

「有些人睡得很深，哪怕往他們身上潑水也不會醒來。」達濟說，「但對另一些人來說，哪怕只是有人出現在房間裡，就足以驚醒他們。一般來說，我們可以確定在深度睡眠和淺層睡眠之間有一個光譜。在瑜伽睡眠中，我們的意識全方位地擴展——意識在進入深度睡眠的同時，也在往清醒的覺知擴展。如此一來，我們便是同時處於深度睡眠和清醒覺知兩種狀態，在沉睡的同時，也極為清醒。因此，在瑜伽睡眠中，我們能夠擴展意識，而不僅是得到身體和思維層次的休息。

「事實上，在瑜伽睡眠狀態發生的事，遠超於此。瑜伽士可以在其他地點、維度和時間工作，也可能發生靈體旅行，這時，物質身體的形態就不會限制我們的工作。瑜伽睡眠是發生這一切的最佳狀態，但這事關個人體驗，而不是用來討論的。現在，讓我們根據大家共同的進化水平，專注於那些大眾可理解的事情。本質上，我們應認識到，瑜伽睡眠狀態讓我們做好準備，以便能夠在晨間冥想時飛得更高，進入超意識的天空。」

「這是怎麼做到的呢？」我問。

「冥想的品質，很大程度上取決於我們的態度或心境。心境被逐漸培養，也逐漸消散。不可能在需要的時候彈個手指就喚起冥想的心境，我們得先於內在培養出冥想的心境。但是，如果早上醒來後第一件事就是冥想，那麼，該在何時培養這種心境呢？只能在睡眠中培養。」

「因此，我們必須在臨睡前播下正確的種子。」我說。

「是的，」達濟說，「臨睡祈禱讓意識處於祈禱中，充滿了對與本源合一的期待。這種期待隨著睡眠時間逐漸增強，到了早晨，我們懷著內心的喜悅開始冥想，讓這樣的喜悅深入我們的本源。」

「臨睡前，我們祈禱，然後睡覺。」我說，「早晨也祈禱，但隨後我們轉而進行冥想。是什麼決定了我們是在睡覺還是冥想呢？」

「我們潛意識的意圖。」達濟說，「當我們在晨間冥想前祈禱時，不會像臨睡深思那樣重複禱文兩到三遍。我們只祈禱一遍，隨後開始冥想。」

「為什麼呢？」我問。

「如果我們在臨睡前懷著正確的心境祈禱，祈禱的狀態就將在早晨仍伴隨我們；

即使沒有，也只需簡單的提示即可喚起。就像良馬見鞭影而行，內在狀態只需要一次祈禱便得以啟動。這時，翱翔在超意識的天空，就有如遊戲般輕而易舉。」

祈禱

採取舒適的坐姿，輕輕閉上雙眼。

清晨：

在開始冥想前，緩慢地默念一次祈禱文。

臨睡前：

默念祈禱文幾次，每次都停頓片刻。冥想其真正涵義十到十五分鐘，感覺文字在心中共振，而非用理智分析。讓真正的涵義從內在浮現，嘗試超越文字，並沉浸其中。

大師！

您是人生真正的目的。

我們仍然是欲望的奴隸，

阻礙著自己的進步。

您是唯一的真如和慧力，

能使我們昇華。

第三部

嚮導

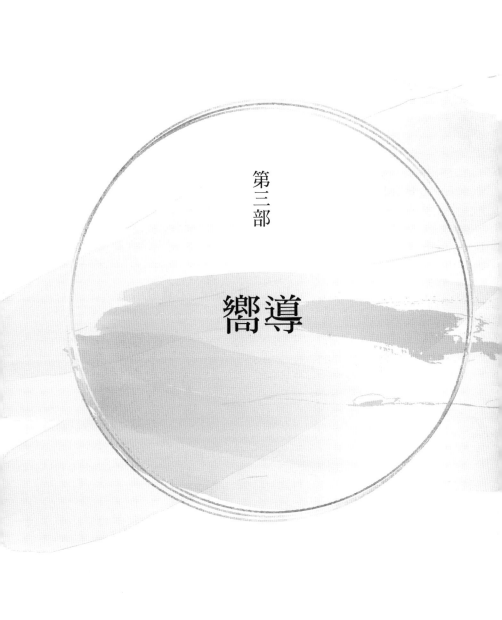

第六章 嚮導的作用

在與達濟的談話中，他經常提及他的兩位嚮導，巴布濟和查理濟。儘管大多是順帶提到的，但我覺得，如果沒有深入探討嚮導的作用，我們的討論將是不完整的。

「很顯然，您的嚮導對您的生命產生了巨大的影響。」我說，「您認為，嚮導對於靈性進步來說是必要的嗎？」

「首先，我們來了解一下什麼是嚮導，」達濟說，「理解了以後，由你自己決定是否需要嚮導的存在。」

「好的。」我說，「那麼，什麼是嚮導？」

「這也取決於我們自己！」他回答道，「取決於我們對嚮導的接受程度。對一些人來說，嚮導只是徒有形式；對其他人來說，嚮導就是老師；還有些人認為，嚮導就是教義本身——具體的、活生生的例子。此外，也有人認為嚮導即本質。實際上，嚮導涵蓋了以上的所有面向。

「教義是嚮導最低的層面，是最不重要的作用。因為教義是有限的，如果一個人缺乏對神性知識的真正渴望，再好的老師也無法令他真正學會。如果有足夠的渴望，那麼啟示隨處可得，教義則顯得多餘。

「此外，透過教義獲得的知識，只是二手知識。二手知識對我們的啟發有限，最好的情況，是能親自觀察、體驗，用自己的心來驗證嚮導給出的教義。如果我們發自內心認同嚮導的教義，我們會說，『是的，嚮導是正確的。』如果我們不認同，則充耳不聞。那麼，誰才是真正的嚮導——那個給我們教義的人，還是我們自己的心？」

「所以，嚮導的真正作用並不是教義。」我說。

「如果嚮導有任何教導意義，那就是榜樣的作用。」達濟說，「然而，當我們觀察嚮導的時候，看到了什麼呢？巴布濟曾說過：『很多人來看我，但沒有人真正看見我。』通常，人們會以嚮導為榜樣，卻忽略了真正的精髓——那些嚮導身上真正值得效仿的東西。相反地，我們只是在模仿嚮導的行為、衣著或舉止。這樣一來，便觸及不到真正重要的事物，即嚮導的本質。

「這並不是我們的錯。若要評估任何事物並得出結論，我們就必須比被評估的對象更為精微。因此，徒弟總是難以真正看見嚮導。他如此精微，以至於難以被我們真正看見。充其量，我們只是看到一位談言微中的智者。而最為精微的是至高本身。那麼，至高如何能被觀察，我們又如何對其得出結論？

「透過靈性修習，我們也會變得更加精微。因此，我們開始能夠領會嚮導究竟是什麼。根據自己對於嚮導的領會程度，我們可以相應地學習到一些東西。正如我說過的，嚮導很少教給我們什麼，我們必須親自去獲得。

「事實上，嚮導什麼都不會做。他也不需要做任何事。當太陽出現，黑夜還會存在嗎？太陽升起，黑暗就會消散。太陽不會為了讓黑暗退散而刻意去做任何事情，其存在的本質就是如此。嚮導也是一樣。嚮導一詞的本意是『驅散黑暗者』。不過，和太陽一樣，嚮導不會為了驅散黑暗而刻意去做任何事情，嚮導同樣如其所是。

「花蕾在陽光下慢慢綻放。太陽實際上做了什麼讓花蕾開放嗎？花蕾又做了什麼嗎？一切都自有運行的規則。

「所以，嚮導什麼都不需要做——他的存在就是一切。只有當尋求者的心準備好盛開，嚮導的存在才會發揮作用。試圖強行打開一朵花蕾，只會帶來毀滅。假設嚮導對我們採取行動，不過是強加於人，將我們毀掉。所以嚮導不會這麼做。」

「但是嚮導的確對我們進行了清理，並傳遞慧能。」我說。

「不，」達濟說，「是由於嚮導，我們得以變得純淨。由於他的存在，我們得以接收到慧能，而嚮導什麼都沒做。但要成為嚮導，他必須對自己下功夫，就像我們必須對自己下功夫一樣。我們要修習！透過修習，讓自己的心做好準備，以便能從嚮導那裡吸收一切。這就是為什麼我們日復一日地進行冥想、清心和臨睡深思。如果沒有規律修習，嚮導於我們生命中的存在就會被白白浪費。」

「所以，我們個人的修習是催化劑。」我說。

「是的，」達濟說，「修習是必不可少的。我們可以每天去拜會嚮導，和他一起用餐、交流，但是，如果我們的心沒有做好準備，那就毫無益處。

「如果我們的心已經做好準備，還需要經常去見嚮導嗎？嚮導的工作是遠距進行的。當然，他並不是真的在工作，是工作藉由他來完成。進行這些工作，並不需要我們去到嚮導面前，那不過是我們自己在頭腦中設定的限制。嚮導不需要知道我們的名字，也不需要熟悉我們的面容。這種對個人的了解，對於他的工作來說毫無必要。嚮導甚至不需要覺察自己正在為我們工作，因為靈性工作已在他心中自動進行。我們的心發出呼喚，而嚮導是大自然的回應。因此，嚮導與尋求者的關係是一種內在的關係，在心的祕境中展開。」

「我們與嚮導之間，應該達到哪種程度的互動呢？」我問道。

「完全不需要在人性層面上表現出來，」達濟說，「不過，一生中最好能夠與嚮導見一次面。這並不意味著要握手交談，但請讓自己來到嚮導身邊一次。如果見面時我們的態度正確，如果我們開放、接受，就會發生一些特別的事。我們整個靈性旅程都將被完整規畫。其他更多的會面都只是獎勵。在印度，經常會看到一群人圍在嚮導身邊，其實大可不必。很多人崇拜嚮導，也沒有必要。那些人相信嚮導的身體構造包含了至高本源，但他的身體並沒有包含本源。本源並不存在於任何具體之處，而是無所不在，但我們唯一能夠找到它的地方，就是我們自己的內心。外在嚮導的作用是，將我們帶到內在嚮導的面前，這就是神性本我。正是神性本我在引領、啟發我們。

「而這需要倚靠在世的嚮導——過往的嚮導幫不了我們。已經熄滅的火焰能夠照亮房間嗎？留下來的只有他們的教義，那是書本知識。」

「所以我們需要一個活生生的榜樣。」我說。

「甚至連榜樣也不必要，」達濟說，「如果我們不能經常見到嚮導，他的表率又有什麼用呢？我們真正需要的，是嚮導以慧能傳遞的方式注入我們心中的本質。

「當然，本質無所不在，因為本源無所不在！但如果沒有一位在世嚮導去提取，並將其匯聚到我們心中，我們將繼續視而不見且無動於衷，出於無助而掙扎不休。

「如果沒有人幫忙，我們很難超越自己以及自己的局限。想像一下想要從內部推動一輛拋錨的汽車，無論我們從內部推得多麼用力，這輛汽車仍然紋風不動。要讓車子前進，需要的是外部的推力。嚮導就是這樣的外部推力。長期以來，我們一直從內部推動自己；最終我們意識到，**在靈性領域中，需要指引才能前進。**」

「如何才能找到嚮導呢？」我問。

「嚮導是對真誠尋求者的回應。」他回答道，「巴布濟常說，正是尋求者真誠的呼喚，將大師帶到他們面前。在某些情況下，尋求者能夠意識到這種內心的呼喚；但在其他情況下，這種呼喚是無意識的。雖然尋求者確實吸引了嚮導，但同樣確定的是，嚮導選擇了尋求者。」

「怎麼會這樣呢？」我問。

「小時候，我曾有過一些體驗。」達濟說，「每次我生病，都會做同一個夢。在夢中，我會看到一個騎在白色駿馬上的人。他穿著白色飄逸的長袍，留著漂亮的白鬍子。通常我們會忘記夢境，但當我們一遍又一遍地重複同一個夢境，就會記住它。」

「那時您多大？」我問。

「從四、五歲開始，總是定期出現，一直到我十一歲為止。最後一次，我在屋外讀書，坐在帆布椅上。當時就在村子裡，我再次看到了同樣的影像，並進入了三昧，幾個小時後我才回過神來。

「在那之後不久，我開始感覺到一種內在的牽引、一種渴望。我告訴家人，我開始打從心底裡感覺到一些特別的東西。多年後，我才知道，在我經歷那次體驗的時候，巴布濟正經過我所在的地區。當我終於見到巴布濟時，已事隔多年，但我立刻就認出了他——他就是那個總是出現在我童年夢中的白衣人。」

「他已經為你做好了準備。」我說。

「嚮導提前為我們所有人做好了許多準備，」達濟說，「在某種程度上，我意識到了。一般來說，這種準備是無意識的、是祕密進行的，誰都不知情，就像一顆種子在地下悄然生長，只有播種者知道種子就在那裡。

「巴布濟無論去到哪裡，都會傳遞慧能。那些做好準備的人，最終會回應這種呼喚。最終，我們都將以自己的方式走向他。二十世紀四〇年代，他乘坐火車遊歷印度。在某些地方，他會停下來，雇一輛人力車載著自己在城裡四處漫遊。他坐著人力車，慧能傳遍他所到之處。每當該地區所播種的靈性潛能達到預期，他才會滿意而歸，再次搭上火車到另一個地方，並持續重複這個過程。巴布濟一生都在不斷播種，儘管後來他不再離家，也仍然在播種。」

「那麼，是嚮導讓我們做好了準備，還是我們的心喚來了嚮導？」我問道。

「嚮導的存在，本身就是集體內在需求的回應。」達濟說，「由於嚮導的存在，一些人醒悟、感知到了這個需求，心靈隨之發出呼喊。靈性渴望存在於所有人心中，但在大多情況下，這種渴望處於蟄伏狀態。有時，只需慧能輕輕一碰，我們就會醒悟於自己更深層次的目標，因此，嚮導持續傳遞慧能。就像是一份邀請，如果我們有所回應，就會找到通往他的道路。嚮導不能強迫我們去到他面前，一切都必須得到心的許可。嚮導永遠不能違背我們的心。無論他是一位多麼偉大的嚮導，不情願的心會令他的工作產生偏移。

「這就是為什麼不可能強行令內在發生轉變。尋求者必須有意願，唯有如此，嚮導的工作才能有所成效。在尋求者與有修為的嚮導之間，**尋求者才是關鍵**，而非嚮導。嚮導或許偉大，或許強大，但他永遠不能將力量強加於我們。

「不幸的是，有許多反例表明，一些江湖術士冒充嚮導，為了個人利益或自我滿足而對他人加以控制。這就是盲目信仰之所以危險的原因之一。只有當一個人證明自己值得信賴，且具有修為之後，我們才應該信任他；只有當前所未見的效果出現時，才是信仰適合出現的時機，在此之前別輕舉妄動。信仰永遠不該盲從。」

「但首要問題是，如何才能認出一位嚮導呢？」我問道。

「沒有外在跡象可尋，」達濟說，「真正的嚮導不會炫耀。我們可以透過斑馬的條紋和獵豹的斑點來辨認牠們，但是嚮導呢？任何人都可以穿長袍、留鬍子。這些外部特徵毫無意義，也沒有必要。嚮導或許高大，或許矮小；或許高貴，或許平庸；可能飽讀詩書，也可能目不識丁；可能口齒伶俐，也可能笨嘴拙舌；可能富可敵國，也可能一貧如洗。我們無法從嚮導的外在特徵了解任何東西，唯一的關鍵是嚮導內在的靈性高度。

「但是該如何確定呢？如果我們能夠評鑑嚮導的內在狀態，我們甚至不需要嚮導了！」

「那麼，有什麼方法可以測試嚮導嗎？」我問道。

「當靈魂以智慧找到了正確的人，我們自會感受到內心的平和與鎮靜。」達濟說，「這種感受可能在我們開始靈性修習後立即出現，也可能需要經過一段時間，但必將出現。當這種感受出現，我們可以確定，這就是那個能夠指引我們的人。」

「需要經過多久的練習，才能找到這種平和與鎮靜呢？」我問道。

「取決於我們自己。」他說，「在我第一次打坐的時候，我就知道自己已經找到了一直在尋找的東西。對於其他人來說，可能需要幾週或幾個月。有些人需要花些時間才能被自己的體驗說服。」

「那該如何得知遇見的是錯的人呢？」我問。

「我們的心會開始懷疑，」達濟說，「當然，頭腦總是會有一些懷疑。頭腦的天性就是懷疑。但是，當我們的心因懷疑而沉重不安時，就要知道，這個人不適合我們。

「相反地，當心感到滿意，就不要一直持續頭腦上的懷疑，可以開始安定於自己的練習，在自己身上下功夫了。

「如果感到不滿意，我們當然有權離開嚮導。我們應該無畏於與任何嚮導分道揚鑣。嚮導無權期望徒弟的服從，也無權要求任何人追隨自己。

「尋求者始終保有與嚮導斷開連接的權利。對於嚮導而言，如果他無法帶領尋求者在靈性旅程上走得更遠，就應該幫助尋求者找到比自己更合適的嚮導。

「一九六一年，一位尋求者來到巴布濟面前。這位尋求者當時已經有了一位嚮導——他稱之為斯瓦米濟。然而，當巴布濟出現，這位尋求者有了更好的體驗。於是，他給巴布濟寫了一封信，說自己有個疑問——他想將巴布濟當作自己的嚮導，但他也不願背叛斯瓦米濟。我有巴布濟對那封信的回覆。」

達濟走進臥室，一分鐘後又回來了。

「我給你讀一段巴布濟的回信吧。」他說。

巴布濟寫道：「就我而言，請把我當作你的僕人，負責清理垃圾以保持房間的潔淨。請把我當作僕人，把斯瓦米濟當作嚮導。我會毫不猶豫地為你服務，也希望你會繼續一如既往地供養斯瓦米濟。」

「此外，」達濟繼續說，「就我對巴布濟的個人體驗而言，我從未發現他表現得如同一位嚮導。他似乎總認為自己是一個完全無足輕重的人。

「我想起了一個例子。有一次，一位政府高官來拜訪巴布濟。這位官員在斯哈赫賈漢普爾（巴布濟所居住的城市）下火車時，看到了來接待他的人。官員一言不發地將行李遞了過去，二人同乘一輛人力車前往巴布濟的家。這位官員相當壯碩，行李也很多，所以座位坐不下兩個人。於是，官員坐在座位上，另一位就坐在人力車的底板上。當他們到達巴布濟的家時，這個人將行李搬到官員的房間安置好。隨後，這位官員去拜見巴布濟。這時，他感受到生命中強烈的震撼。他看見那個小個子男人就坐在巴布濟的椅子上。此刻他才明白，巴布濟親自去車站接他！而他卻誤將巴布濟當成了僕人。

「你知道，梵文中有一個詞：『mahatma』。『maha』的意思是『偉大』，『atma』的意思是『靈魂』，所以『mahatma』的意思是『偉大的靈魂』。通常，這個詞是用在敬語上的，但在某些情況下，它甚至會用在自己身上！巴布濟非常不喜歡這個詞。他說，一個真正『偉大的靈魂』不會妄自尊大；相反地，他是一個對自己、對世界、對萬事萬物都無足輕重的人。這樣的靈魂極其謙卑。如果我們認為自己已經變得偉大，那就是在自掘墳墓。一個真正『偉大的靈魂』是一個什麼都不要求、不承諾，什麼都不是的人。但這樣的人物往往會被忽視，受到擁戴的反而是那些不誠實或自欺欺人的嚮導，他們運用個人魅力、感召力和並不重要的事跡，來確保信徒對自己的遵從。

「一位嚮導，根本不應該心存自己是嚮導的念頭。我認為，這種念頭哪怕只在嚮導的心中出現一次，他也將立刻喪失作為嚮導的資格。一位嚮導應當認為自己比僕人更加卑微，但往往我們會看到如此多以嚮導自居的人。你知道嗎，除了『巴布濟的徒弟』，我從沒聽過查理濟給自己冠上任何稱謂。還有巴布濟……他是如此謙卑，以至於『我』這個詞似乎都令他感到困惑。

「你看，沒有多少人真正懂得什麼是嚮導。只要穿上袈裟，或者進行一些古老文獻的開示，說出一、兩句有智慧的話語，人們似乎就甘願尊其為嚮導。許多所謂嚮導，甚至不會提供練習方法。他們可能會提供一點練習，但也僅止於此，沒有持續不斷的內心連結。這就像被遺棄在路邊！這樣的嚮導，能夠觸發靈性旅程，並讓我們一路前行，直至遙遠的彼岸嗎？能夠清除那些困擾我們，並阻礙我們更進一步的內在粗性嗎？能夠減弱頭腦不安的傾向，並向我們心中注入高尚的品質嗎？能夠幫助我們卸下所背負的印記重擔嗎？為了確保我們安全抵達目的地，嚮導還要做很多事情。歸根究柢，嚮導對每一位他所照顧的尋求者的靈性進步負有責任。嚮導必須回應每一位尋求者，因為他必須向自己的嚮導負責，也向大自然負責。我認為，大自然會對任何不能或不願履行這些職責的嚮導，施加嚴酷的懲罰。沒有嚮導，總好過於無用或是心懷惡意的嚮導。

「還有一些嚮導，如果看見學生比自己優秀，就會心生嫉妒。父母會嫉妒自己的孩子嗎？看到孩子們超越自己，是每一個父母的夢想。同樣地，真正的嚮導不會滿足於僅是讓我們超越自己，他會想讓我們超越他。真正的嚮導希望我們能夠登上進化的頂峰，而這個頂峰也在不斷升高。」

「這是什麼意思呢？」我問。

「一千年前最偉大的靈性成就，無法與今時的可能性相提並論；而現在的可能性與未來相比，也可能根本不值一提。」

「所以靈性是一直在進化的。」我說。

「是的，」達濟說，「例如，在哥白尼的時代，地球圍繞著太陽轉的概念是全新的。在當時，這可是最先進的科學解釋；但今天，每個孩子都認為這是理所當然的。現在，我們轉而對量子力學之類的理論著迷。這會對哥白尼有任何的貶低嗎？不會。哥白尼對愛因斯坦或霍金一無所知，但這無損他的地位。在哥白尼所處的時代，他是偉大的。

「同樣地，過去的靈性前輩在他們所處的時代，無疑是偉大的。但時代總是不斷變化。今天的靈性巨人又有了新的發現，難道曾經的聖賢會嫉妒嗎？無論如今身處何方，他們必定是欣喜若狂！我們也希望，未來的靈性天才會青出於藍而勝於藍。

「嚮導一詞的另一個涵義是『偉大的』或『突出的』。一些東西會從偉大的事物中輸出，流向我們。這意味著嚮導是給予者。但在當今世界，嚮導往往反過來變成接受者。他們樂於被崇拜、樂於接受供養（向傳統收費）。他們想得到關注，想被人愛戴、崇敬、服從。真正的嚮導不想要這些。嚮導永遠不應該處在接受的一端。他從不會說『跟隨我』，而是安之泰然，允許信徒走在自己前面，他會想，『讓我看看你們能攀得多高。』當然，嚮導警戒的雙眼永遠在守望。嚮導總是在提供保護，他不會想，『你就越登越高吧，登高必跌重！』

「與此同時，嚮導也是我們靈性道路上最大的阻礙。」

「真的嗎!?」我問。

「是的，因為我們每件事都依賴嚮導。」達濟說，「我們會說，『嚮導的恩典會照顧好一切』，但這是在胡說八道。毫無疑問，嚮導的幫助一直都在，但我們必須讓自己做好準備。我們必須親自下功夫。

「我剛到美國時，口袋裡只有二十美元。我的父親當然很樂意提供幫助，但我並沒有依靠他。我自力更生，並取得了成功。不要以為我這樣說是自誇。

「這就是為什麼我經常說，『就當我們的嚮導已經死了』。這意味著我們應該像沒有嚮導一樣勤奮。你看，嚮導不是進步的提供者；相反地，他是進步的催化劑。我們的努力吸引著嚮導的能量。當我們邁出一步，嚮導會領著我們再進一步。唯一的區別在於，嚮導的一步就能跨越無限的意識領域。

「當我們規律修習，一位有修為的嚮導，會確保我們的靈性旅程能盡早開始，且不斷確保我們持續前進，以便讓我們的旅程得以持續。

「無論我們現在處於什麼階段，嚮導都在忙著為我們的下一階段做好準備。嚮導甚至能賜予我們某些必須抵達非常高的階段才會有的狀態，遠早於我們能真正觸及它之前。

「我在一九八二年就有過這樣的經歷。當時，我正在斯哈赫賈漢普爾拜訪巴布濟。有天下午我出去辦點事，當我回來時，巴布濟看著我說，『你應該一天二十四小時都保持這種狀態。』將眼光轉向內在後，我才理解他的意思。

「當時，我才剛剛開始修習，但巴布濟賜予了我某個必須抵達非常高階才能體驗到的狀態。巴布濟並沒有把我置於那個高級階段，因為我還沒有準備好，他轉而賜予我屬於那個階段的體驗，與屬於那個階段的特質，而不是真的把我放在那個階段。說真的，這可說是前所未聞！你看，一個偉大的嚮導所能做到的事是多麼神奇。

「此外，在靈性旅程的每個階段，都會有一個關卡。在這個階段，尋求者往往會搖擺不定。我們會想，我在瞎搞什麼靈修呢？然後，我們會放棄修習。因此，嚮導必須適時穩定尋求者的情緒，並以體驗來穩定我們的動搖。

「嚮導至少能夠帶領我們達到解脫的階段。解脫只是一個基本的步驟，僅僅是旅程的開始。事實上，嚮導應該能夠帶領我們進入開悟的階段，甚至更遠。開悟可是遠遠超越了解脫的階段。」

「什麼是開悟呢？」我問。

達濟笑了。「好吧，巴布濟曾經說過，如果開悟可以被定義，那就不是開悟了！無論我們試圖如何去定義，總還會有更多。簡而言之，我們可以說，開悟就是認識到內在的本我——我們存在的核心和中心。但是，我們存在最深處的中心，和上天呈現的中心，有什麼區別嗎？」

「那麼，領悟本我與領悟上天是一樣的？」我說。

「關於這個問題，且等等看。」達濟說，「無論何謂開悟，它只是嚮導必備的最基本資質，否則，他又怎麼能幫助我們實現開悟呢？在較低的階段，嚮導的幫助必不可少。在旅程中，有時我們會面臨無法穿越的關卡。原本在平原上平緩地走著，突然遇到了一條很深的河流。怎麼辦？嚮導必須帶領我們跨過。之後，在非常高的階段，我們會變得如此臣服於神性意志，以至於不再渴望進步。此時，嚮導再次出現，就像袋鼠媽媽把袋鼠寶寶護在育兒袋中那樣，嚮導會帶著我們到下個階段。當我們最終抵達無垠海洋的岸邊，我們會發現，嚮導也在那裡等著我們，教會我們游泳。

「嚮導透過慧能傳遞來實現這所有的一切，他是慧能的守護者。有修為的嚮導所給出的些微恩典，就得以實現數千次慧能傳遞永遠也無法做到的事。同樣地，恩典以神奇的方式降臨。人必須體驗過恩典，才知道何謂恩典，它與慧能傳遞又有何不同。這一點事關感受。沒有慧能傳遞和恩典，滿心練習就沒有意義；沒有嚮導，就沒有慧能傳遞，也就沒有人能夠將恩典注入尋求者心中。

「正如貨幣必須由某種事物作為支撐，靈性練習也需要有支持。過去貨幣由黃金支撐，現在不再有金本位制，但貨幣仍有其他形式的支持，因為沒有支持的貨幣是毫無價值的。這就是嚮導的作用——他就是練習的支持。嚮導是練習的保障，是靈性的金本位。」

結語
轉變掌握在你手中

我修習滿心至今已超過十五年。是什麼驅動著我多年來一直堅持冥想練習呢？我在第一次體驗滿心時，就達到徹底的滿足了，再無所求。在過去的十五年，我獲得了如此多的平和與知足，同時，某種內在的不安也在持續增加。這種不安來自於一種無聲的內在訊號，心中發出疑問：

「我是自己應該成為的模樣嗎？」

這個問題沒有外部答案。答案即是問題本身。如果已經是自己應該成為的樣子，那麼，這個問題就不會出現了。這不是絕望或無助的表現，相反地，充滿了可能性。沒有這樣的疑問，就不會有進化。

轉變掌握在我們手中。滿心練習為我們提供了轉變自己的方法，但我們必須選擇去使用。轉變自己就是重新塑造自己，從轉變自己的內在狀態開始。作為冥想練習的結果，內在轉變將自動發生。沒有內在轉變，性格和生活方式的轉變將只能淪為空想。然而，這種外部轉變不是自動發生的，需要仰賴我們明確的意願。

滿心的神奇之處在於，在我們決心轉變自己的那一刻，轉變就已經到來。既不需要期盼轉變，也不需要為轉變而祈願，甚至不需為達成轉變而努力。只要我們有充分的意願，並懷著開放的心態，看看自己的內心，就會發現轉變已然出現。

「我是自己應該成為的模樣嗎？」

我們也可以用另一個問題來回應這個問題：「我如何知道自己應該成為什麼樣的人呢？」同樣地，這個問題無法於外部的尋求中得到解答，只有我們的心才能回答。只要我們願意傾聽，心就不會對此沉默不言，而是將不斷湧出答案。

然而，即使心不斷地向我們發出訊號，如果頭腦如洶湧的大海般喧囂，我們也會錯過心的訊號。需要時，心能夠指引我們，但是在思想、情感、感官以及其他刺激因素的背景雜音下，心的訊號若隱若現。當內在環境如此嘈雜，如何能感知到心的細微動向呢？

科學家採用訊噪比來描述這種情況。訊噪比指的是，在背景雜訊中，有效訊號能夠被聽見的比率。例如，當我們把收音機調到某個頻率時，經常會聽到一些靜電干擾。

當靜電干擾過大時，頻率就無法被接收。訊號被雜訊淹沒了。

我們的內在訊號永遠不會大聲疾呼，從不會堅持己見，只會低聲細語地輕柔傳來。內心訊號並非言語，而是精微的感受，如靈感閃現於腦海。除非思維沉默靜止、情緒平衡，否則這些訊號將永遠無法被覺察。

想像一下，寶箱沉在湖底。如果湖水平靜清澈，我們就能看到水下寶箱發出的金光。但是，如果水流湍急且充滿泥沙，我們就什麼也看不見。湖水就像是頭腦，寶箱則是心，波紋是不受控制的念頭，而泥沙則是扭曲了感知的印記之網。只有當頭腦變得鎮靜和清明，心才能揭示其中奧祕。**爲了讓頭腦鎮靜，我們進行冥想；爲了讓頭腦清明，我們練習清心**。為了傾聽心的神性資訊，我們必須保持祈禱、謙卑的內心態度。有了接受的態度以及鎮靜、清明的頭腦，心的脈動自會轉化為靈感，指引著我們回應人生各種境況。

從古至今，人們一直認為靈感是自行產生，不受意識控制的。然而，我們可以讓自己去接收靈感。我們需要做的，只是透過冥想練習來讓頭腦靜止。從這個意義上說，冥想是一種主動培養靈感的方法，我們可以藉此獲得靈感。

但如何利用所獲得的靈感呢？我們可以運用這些靈感，覺察我們對所處境況發自內心的回應，抑或我們轉而選擇以頭腦做出反應。達濟曾告訴我，如果我們選擇忽略心的進化訊號，那麼練習再怎麼熟練、嚮導再怎麼偉大，也幫不了我們。上天也無能為力。

「為什麼會這樣呢？」我問道。

「要喚醒熟睡的人很容易，」他說，「但是沒人能喚醒一個裝睡的人！」

如果我們對心有所回應，心的聲音就會越來越清晰；如果我們忽略了心的訊號，這些訊號就會變得越來越微弱，越來越難以察覺。但是遵從心其實是很容易的！我們需要的只是一點點勇氣和信念，而勇氣和信念，源自於反覆出現的體驗。

心的啟示總是符合心的天性，這就是愛。心永遠不會將我們引入歧途。心永遠不會指使我們去搶劫，或是去傷害某人。因此，當我們遵從心的啟示生活，我們的行為就會毫不費力，且自然而然地越來越良善。

有時，心會啟迪我們主動採取行動。心告訴我們應該幫助某人，或者，心可能會帶給我們一些新的洞見。心也會體現出良知，警告我們不要採取負面行動。然而，心很少主動提供回饋。正如達濟常說的，當我們行善時，心不會向我們表示祝賀！

「當我們正常呼吸，肺會向我們表示祝賀嗎？」他曾這樣問我。

只有在呼吸困難時，我們才會覺察到自己的呼吸。這個訊號提醒我們有些不對勁。同樣地，心永遠不會說，「哇，你做得真棒！」心只會在我們需要做出改變時加以提醒。

然而，當我們的生命轉向進化時，心會隨著神祕的喜悅明顯振動。這是心的歡欣，因目標正得以實現。

但我們何時才轉向進化呢？要回答這個問題，我們必須對心多一些了解。**心偏好共同利益**。為自己精打細算、專注於個人的進化，不會打動心，因為心並不為「自我」盤算。頭腦想著「我的」，而心想著「我們的」；頭腦想著「我」，而心想著「我們」。**對心而言，宇宙就是一個整體**。

靈性生活就是與普世存在連接。鑒於此，這不僅僅只關乎「我」。從河流分離的小溪很少能匯入大海，小溪只會停滯在某個地方，漸漸發臭。如果我們想實現人生目標，如果我們想到達無垠海洋的岸邊，就必須忘掉個人目標。**當我們只關心自己，心不會配合我們所做的任何事情**。我在自己的人生中切身體會到了這一點。目標從不是個人的，始終是整體的。當我們在言行、尤其重要的是動機方面，完全無私的時候，生活就會呈現出一種完全不同的秩序。當我們變得高尚，心會在行動中發出響亮的聲音。因此，請仔細傾聽心的聲音並堅定遵從，讓心成為我們內在的嚮導。心將指引著我們前進的每一步，指引著我們生活的每一個細節。

這就是滿心。

後記
滿心所給的禮物：以心為中心的真正幸福

我認識葛木雷什是在幾年前，達濟的一名跟隨者向我提到「滿心學院」的工作。正是透過這次介紹，我了解到滿心練習及其對於開啟心靈之旅的深遠影響。

我個人的心靈之旅始於十二歲。我在一個充滿挑戰和艱辛的環境中長大，這樣的環境滋生憤怒、敵意和絕望，那時的我，堅信無法改變自己的處境，而我也配不上這種改變。後來有一天，我遇到了一位像達濟這樣的人，他讓我以一種不同的視角看待世界——讓我看到是什麼創造了幸福、讓個人成長，以及想要促進安康就必須以心為中心。

從那時起，這種洞察點燃了我心中的火花。在過去十年間，作為史丹佛大學慈心與利他研究教育中心（The Center for Compassion and Altruism Research and Education，CCARE）的創始人和主任，我對此也有了更加深刻的領悟。

在我的個人旅程中，以心為中心實為真理，而我也慢慢在實踐中融會貫通。早年，我相信成功和幸福是專業地位、財富以及所獲之物的結果。然而，當我真的擁有了這一切，卻發現自己比以往任何時候都更加不幸福。幸福還得另尋他處。正如達濟與合著者約書亞．波洛克在《滿心冥想》一書中所言——正是透過培養心靈，人才能找到意義、目標，並最終找到幸福；在以心為中心的人生中，一切皆有可能。

這本深刻的著作中，涵蓋了一些實用的方法和技巧，讓我們可以展開滿心練習。滿心，是一種鎮靜、善良和富有同情心的狀態，也正是我們最自然的狀態。正是在滿心狀態下，我們能夠看清真理的本質、看清我們的目標，並清楚認識到生命是相互依存的。當我們處於滿心狀態時，會無條件地給出愛，並認識到愛出而愛返。正如達濟所說：「我們以滿心的方式探索並擴展意識，甚至超越了意識，去發現真正的潛能。」

約書亞在書中寫道：「我翻閱了佛教、道教、蘇菲派、基督教和其他教派的文獻。我讀了亞里斯多德和奧古斯丁，讀了愛默生和伊比鳩魯。漸漸地我意識到，透過閱讀只能了解到別人的體驗和想法，但我自己的呢？」他的旅程讓我們深有同感。當我們回顧過去，看到如此多相似之處以及真相。

透過滿心冥想，我們能夠從複雜的思維轉向簡樸的心。在這個看似自相矛盾的情況下，我們擺脫了許多令人分心的事，而分心並不是我們的本性狀態。人類作為一個物種，進化為相互關心和扶持。但不幸的是，對於許多人來說，這種本性已經被現代社會的諸多需求劫持，引發的結果是痛苦和焦慮。我們的思維造成了我們的痛苦。滿心練習讓我們認清這一現實，在提高專注力的同時，也滋養我們的心。透過滿心練習，我們營造出一種環境，能夠促進正面的思維狀態，進而影響我們對世界的感知以及在其中的行動。

我們身邊有許多熱忱、慈悲和善良的典範，這些典範來自於各種宗教和靈性傳統，每一位都透過自己的道路發現了一個共同的真理，即，人只有過上以心為中心的生活，才能獲得真正的自由和幸福。

這一真理也是《滿心冥想》所給出的禮物。《滿心冥想》這本書，為我們提供了技巧和方法，讓我們親身見證了滿心的力量如何充盈我們的生命，並因此充盈我們周圍人的生命。

——詹姆斯・多堤（James R. Doty）

醫學博士，史丹佛大學醫學院神經外科教授、慈心與利他研究教育中心創始人及主任。著有《你的心，是最強大的魔法》（*Into the Magic Shop*）。

說明

書中所有梵文參考和翻譯的準確性，由印度欽奈庫普斯瓦米・薩斯特里研究所副所長，巴雷蘇布萊曼尼亞・K・S先生審核。

「昌德拉・R」，二〇〇九。《羅摩昌德拉全集》第一卷。加爾各答：靈性體系信託出版公司。

「辨喜大師」，二〇〇九。《辨喜大師全集》。加爾各答：阿德瓦伊塔靜修會。

Eurasian Publishing Group
圓神出版事業機構
方智出版社
Fine Press
www.booklife.com.tw
reader@mail.eurasian.com.tw

新時代系列 198

滿心冥想：印度的百年神性意識傳授，一場切實可行的靈性實驗

The Heartfulness Way: Heart-Based Meditations for Spiritual Transformation

作　　者／葛木雷什・D・巴特爾（Kamlesh D. Patel）、約書亞・波洛克（Joshua Pollock）
譯　　者／張琨
發 行 人／簡志忠
出 版 者／方智出版社股份有限公司
地　　址／臺北市南京東路四段50號6樓之1
電　　話／（02）2579-6600・2579-8800・2570-3939
傳　　真／（02）2579-0338・2577-3220・2570-3636
副 社 長／陳秋月
副總編輯／賴良珠
主　　編／黃淑雲
責任編輯／李亦淳
校　　對／黃淑雲・賀儀琳・郎玥
美術編輯／林雅錚
行銷企畫／陳禹伶・蔡謹竹
印務統籌／劉鳳剛・高榮祥
監　　印／高榮祥
排　　版／杜易蓉
經 銷 商／叩應股份有限公司
郵撥帳號／18707239
法律顧問／圓神出版事業機構法律顧問　蕭雄淋律師
印　　刷／祥峰印刷廠
2023年4月　初版

THE HEARTFULNESS WAY: HEART-BASED MEDITATIONS FOR SPIRITUAL TRANSFORMATION by KAMLESH D. PATEL AND JOSHUA POLLOCK

定價320元　　ISBN 978-986-175-735-3

人們傾向於用一種狹隘的隧道視野看待世界，這需要付出一些努力才能改變。我們會認爲：如果我今天感覺這樣，之後我也將永遠這樣——我們很少會意識到能量隨時在振盪，你所經歷的只是時間長河中的某個瞬間，不會是永遠。

——《強效顯化的8個祕密》

國家圖書館出版品預行編目資料

滿心冥想：印度的百年神性意識傳授，一場切實可行的靈性實驗／葛木雷什・D・巴特爾（Kamlesh D. Patel），約書亞・波洛克（Joshua Pollock）著；張琨 譯 . -- 初版 . -- 臺北市：方智出版社股份有限公司，2023.04

256面；14.8×20.8公分 --（新時代系列；198）

譯自：The heartfulness way : heart-based meditations for spiritual transformation.

ISBN 978-986-175-735-3（平裝）

1. CST：心靈療法　2. CST：靈修

418.98　112002094